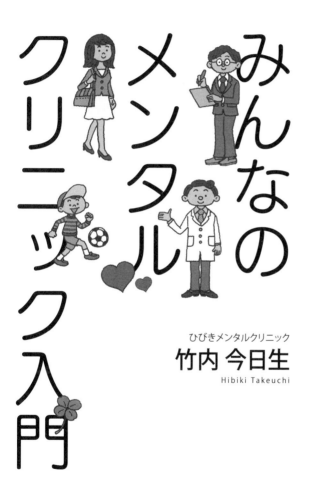

みんなのメンタルクリニック入門

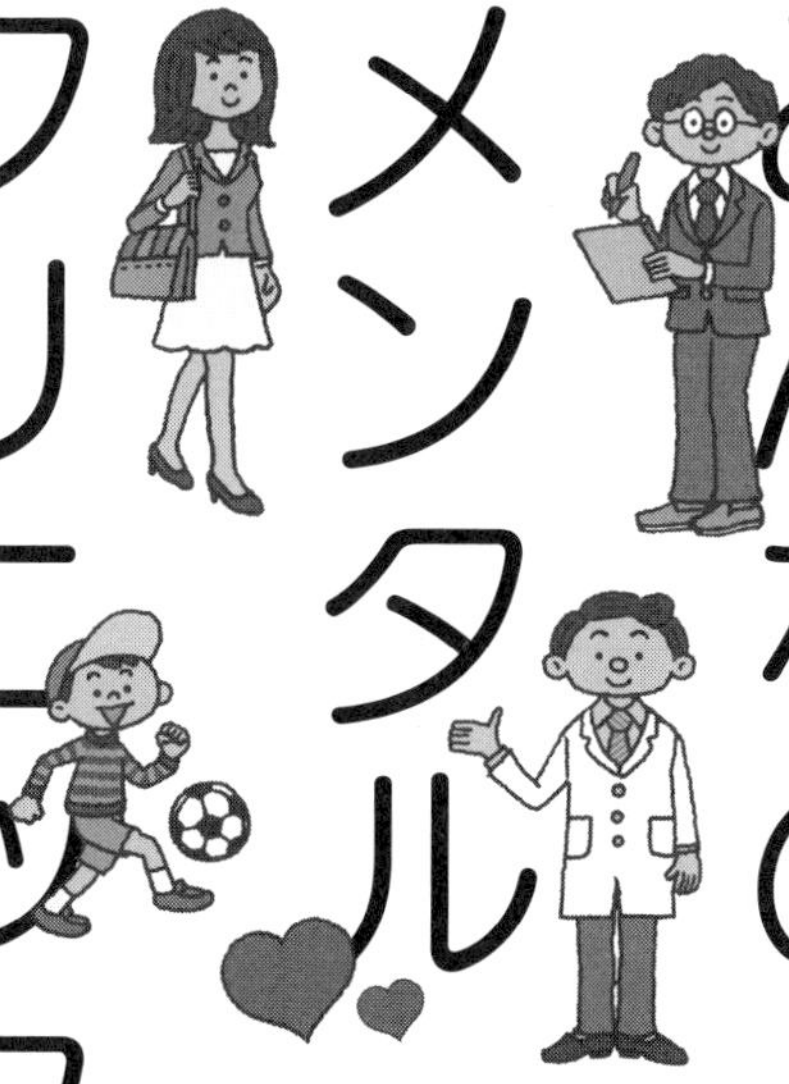

ひびきメンタルクリニック
竹内 今日生
Hibiki Takeuchi

文芸社

もくじ

1章 「心の病」をめぐる現状

2章 メンタルクリニックは行きにくい場所?

3章　子どもの不調のサインを見つけたら

4章　女性が生きにくさをかかえたときに

5章　働く人の仕事と人間関係の悩みに

6章　未来に向けて取り組んでいくべきこと

1章

「心の病」をめぐる現状

もしかしたら、防げていたかも…

社会環境の変化

かつては平和や安全が売り物だった日本。

たしかに今でも、治安は比較的よいのかもしれません。

それでも、私が子供の頃に比べて、凄惨な事件は明らかに増えています。

一度に多くの方々が亡くなる、もっといえば、殺害される。

2008年に起きた秋葉原の事件、あるいは、2016年に相模原の施設で障害者の方が襲われた事件、そして近いところでは、京都のアニメーション会社の事件。また、多くの方が亡くなったケースではなくても、成人した子の暴力に苦悩した両親が、その老いた身で子の殺害に向かわざるを得なかった事件。それとは反対に、無責任な親の暴力で、何の罪もない幼い命が失われてしまった事件。

精神科医という仕事を抜きにしても、本当に胸が痛みます。

私たちが暮らすこの国の社会の環境は、犯罪という側面だけを取り上げても、大きく変わってしまったことが見て取れます。

ここで確認しておきたいことは、すでに変化してしまった社会のあり方を、基本的には、受け入れていかなければならないのだということ。

しかし、ただ漫然と受け入れるのではなく、正すべき点はしっかりと正していくこと。

今はこの2点を挙げておきたいと思います。


先に挙げたような事件の報に接するたびに、精神科医として、いつも心に思い浮かぶ疑問が2つあります。

誰か加害者の心をケアした人はいたのだろうか?

少なくとも、それを試みようとした人はいたのだろうか?

もちろん、重大な犯罪は憎むべきものであり、加害者には相応の刑罰が必要です。決して肯定するつもりなどありません。

しかし、ただ排斥するだけで、本当に問題が解決するのでしょうか?

同じような犯罪が二度と起こらないようにすること。

そんな私たちにとって本当に大切な目的が、実現されるのでしょうか?

これらの疑問に、私は自信を持って「イエス」と答えることができません。だからこそ、この本を書こうという決意が生まれました。

そんな動機の背景について、これから少しずつお話ししていきます。

加害者の「心」に迫りたい

先に挙げたような事件について、私はすべての情報に触れているわけではありません。だからここで述べることは、もしかしたら、ただの無責任なのかもしれません。

それらを承知のうえで、それでもあえて申し上げたいのは、凄惨な事件の加害者たちには心をケアしてくれる存在がどこにもいなかったのではないか？

そのような疑問についてです。

老齢の両親が子を殺したケースでは、被害者である子も含めて考える必要があります。

そんな人たちが、どこかのクリニックでカウンセリングを受けていた。

あるいは、どこかに病院に入院して治療を受けていた。

そのような情報を耳にすることは、残念ながらほとんどありません。そして私はいつも、次のように想像します。

自分が彼ら／彼女らの担当医だったら、その心をケアできていただろうか？

そうすることで、事件の発生を防ぐことができていただろうか？

無論、加害者たちが何らかの「心の病」を抱えていた、それを明らかに示している情報に接することはありません。

あくまでもこれは、私自身の想像の範疇での話です。

それでも、報道される言動や行動パターンに触れるたびに、そこには何らかの心の問題が存在していたのではないかと思わざるを得ません。

加害者の多くは、孤独であったように思います。

SNSなどで、希薄なつながりをわずかに保っていたかもしれません。

しかし、本当にそれしかなかったのだとすれば、明らかに不十分といわざるを得ません。

孤独は往々にして、心の病と共存します。

どちらが原因でどちらが症状なのかは、鶏と卵のような話なので明確に区分することはできません。いわゆる「うつ状態」にあれば、孤独や被害感情が高まります。この状態は、自分のせいではなく他人が招いたものだ、悪いのは自分じゃない、そんな他責の構造が強く生じる場合もあります。


孤独で誰にも悩みを打ち明けられない。

それが強いストレスになってうつ状態へと至る、そしてさらに孤独を強める。そんなループは無限に続き、どんどん心を闇の底へといざなっていきます。それは本人も止めることができません。

あるいは、地盤崩壊のようなものだとお考えいただくとわかりやすいかもしれません。理性や喜びなどのポジティブな感情は、底が抜けた瞬間にすべて、深い闇の底へと一瞬で滑り落ちていきます。

実際のところ、加害者の心にはそうした「地盤崩壊」が起こっていたのではないか？

そんな疑念を私は抱いています。

だからといって、周囲にいた誰かを責めるつもりはありません。ただ、次のことを強く思います。

彼ら／彼女らは、クリニックの扉を叩くことができなかったのではないか？

簡単に開けるはずのドアのノブに、なぜか手をかけられなかったのではないか？

非常に残念なことに、この社会には今もなお、「心の病」に対する偏見が多く存在します。多くの患者さんと治療で接するたびに、「会社に知られたくない（だから仕事を休めない）」、「夫や子供には言いたくない（だからどこまでも無理を重ねる）」、「だってまだ子供じゃないですか（だから無理に学校へ行かせる）」、そんな声が突き刺さります。

社会の偏見が病を抱えた心に突き刺さり、治療から遠ざけ、あるいは、クリニックの扉をことのほか重たくさせ、結果的に病をどんどん重くさせていく。

それはただのカゼが肺炎へと至り、やがて命をも脅かす、そんな過程と同じです。

先ほど正すべき点があるといいました。

まさにこうした偏見こそが、私が正したいと思っているもっとも大きなものです。そしてそのために、私は本書を書こうと思い立ちました。

心の病をカゼのうちにしっかりと治していくこと。

そのためにはまず、多くの方に物事を正しく理解していただく必要があります。

IT化の進展と「やすらぎ」の減少

「効率性」という悪魔のささやき

科学技術の発展により、世の中は「便利」になりました。

特に日本という国は、あまりに便利になりすぎてしまったきらいがあります。

海外に行かれた方はおそらく私と同じことを感じているのではないかと思うのですが、喉が渇いても簡単に水を買うことができません。

コンビニはもちろん、自動販売機もなかなか見つからないのです。

発展の最たるものが、20世紀の終わりごろから急速に広まったインターネット。

私たちの世代は、子供の頃、テレビ電話なんて夢のまた夢のように思っていましたから、それが現実のものとなったときには本当に驚きました。

若い世代の方には信じられないかもしれません。

ポケベルなんてものが存在したことも、歴史の知識になっているかもしれません。

そして今は、ＩＴ化がどんどん進んでいる時代です。

世間では「20年後も残っている職業は何か」などといった分析が、半ば好奇心と共に語られています。ちなみに、医師という職業は、いずれなくなる可能性が高い職業のひとつだとされています。

人間は間違う生き物だ。だから手術も診断もロボットのほうが正確に実施できる。

遠からずそんな時代が来るのではないかと予想されています。

それでいて、看護師はなくならない職業の側に位置づけられています。こうした違いはいったいどんな理由に基づいているのでしょうか？

人でなければできない仕事。

日々の変化を観察する、つまり日々自らをアップデートする仕事。

あるいは、身体という物理的な存在を対象とするのではなく、心といった形のないものを対象とするような仕事。

看護師はそのような職業であると考えられ、他方、残念なことに、医師はただ身体だけを相手にする仕事であると考えられているのです。


コンピューターの演算速度が飛躍的に向上し、ロボットがもはや当たり前の存在になり、人間では行うのが難しかった仕事、ないしは、人間がやるとものすごく時間のかかる仕事が、どんどん簡単にできるようになってきました。

そのことによって、私たちの社会の効率は格段に上がりました。

つまり、私たちの暮らしは便利になりました。少なくとも表面的に、このことを否定する人はいないでしょう。

しかし、それで私たちの生活は本当に「便利」になったでしょうか？

心がそれでよかったと感じているでしょうか？

乱暴ないい方をすれば、「効率化＝便利＝幸せ」、そんな悪魔のささやきにも似た公式が、今のこの社会に蔓延してはいないでしょうか？

失われてゆく「やすらぎ」

私の答えは非常にネガティブなものです。

残念ながら、「効率化」を声高に叫び、IT化を推進する声が期待ないしは意図するほど、私たちの生活は便利にも幸せにもなっていません。

たとえば、私の患者さんの多くを占めるビジネスパーソン。

彼ら／彼女らの仕事は、以前に比べて処理のスピードが飛躍的に高まりました。

鉛筆を手にそろばんをはじいていた時代ははるか遠くへと過ぎ去り、基本的な計算処理はすべて、エクセルなどのソフトが瞬時に終わらせてしまいます。

だからといって、彼ら／彼女らの帰宅時間が早くなったでしょうか？

決してそんなことはありません。

いや、それどころか、労働時間は以前にも増して長くなり、午後8時を過ぎた電車では、疲労を全身にまとったビジネスパーソンの姿を好きなだけ目にすることができます。

どうしてそんなことが起こるのでしょう？

ひとつの仕事が終われば、すぐに次の仕事が待っている。

仕事の総量に比べて、多くの企業では人の数が足りていないように感じます。

「効率化」という悪魔のささやきによって、企業は「ムダな」人材を一切抱えることなく、常にギリギリ最少人数で仕事を継続する。

ひとつの仕事は早く終わっても、任される仕事の数もまた飛躍的に増える。

そんなふうにして、多くのビジネスパーソンから「やすらぎ」が奪われていきます。

満員電車はそれ自体がストレスの原因です。

暑苦しさ、息苦しさ、知らない人と肌が触れ合うことの不快感。ケンカなどのトラブルが起こることも決して少なくはありません。そして職場では仕事に追い立てられる。

「常に何かに追いかけられている感じがして、心休まる暇がない」

多くの患者さんがそのようなことを口にします。当たり前だと私も思います。自宅は職場から遠く、帰宅すれば深夜に近い。首都圏ではそんな生活が異常ではなくなりました。

そして朝早くからまた戦場へと追い立てられて行くのです。

心がやすらぐ場など、どこにもありません。

こうしたことは何も、ビジネスパーソンだけの問題ではありません。

こんな例を想定してみます。

そんな生活を送っている夫の妻は、子育ての責任を一手に負っている。郊外の住宅街に、心寄せあえる友人などいない。もちろん夫とゆっくり話す時間もない。

ストレスからついつい子供にもつらく当たってしまう。当たられた子供は子供ながらに大きな理不尽を感じる。学校にはそんな子供たちが溢れている。そして今度は子供同士で、ストレスのぶつけ合いが始まる。学校での悩みを打ち明けるにも、親は二人ともストレスにまみれている。あるいは、学校の先生も状況はほとんど変わらない。

わかりやすくするために、少々大げさに書きました。

しかし、こうしたケースは決して珍しくないとも思っています。

私の患者さんには、そんな主婦や子供も少なくありません。そしてそれはおそらく、多くのクリニックでも同じであると考えます。

社会全体が「効率化」を追求し、しかし、その分だけ幸福を失っていく。

表面的な便利さの陰で、多くの心は悲鳴を上げている。

そんな多くの悲鳴が、多くの方々に、しっかりと、そして正確に届くこと。本書の目的を言い換えれば、そんな表現になるでしょうか。

オンライン相談のメリットとデメリット

「便利＝正確」ではない

便利が幸せはどうかについては、さまざまな意見があるものと思われます。

前項で触れたとおり、ＩＴに象徴される科学技術の発達は、私たちの生活に必ずしもプラスの影響を与えてはいません。

スマホの画面をクリックするだけで気に入った商品が届く。

世界中の人と、リアルタイムの会話をすることができる。

それを便利と呼ぶことに違和感はありませんが、たとえば海外駐在員が本社の人たちとテレビ会議を行う、そのために時差を無視した不規則な生活を送ることなどは、便利が招いた弊害ではないかと私は思うのです。

本来必要とはしないはずのニーズを無理やり心の奥底から引き出されること。

「科学は常に進化する」というそれ自体の目的のために、人間性が隷属させられること。動物は科学など必要としない、だから人間よりも劣っているなどと考えるのは間違いだ、劣っているのはむしろ人間のほうではないのか。

そんな論調をよく耳にしますが、共感するところがとても多いと感じます。

必要のないところで生み出され、一方的に押しつけられる欲求は、私たちにとって非常に大きなストレスの根となります。

電車に乗っている人たち全体を見回したことがありますか？

今ではほとんどすべての人が、スマホの画面とにらみ合っています。

誰も前に立っている人のことなど気にしません。妊婦や老人が立っていても気づかずに、したがって席を譲るということもありません。

弊害が自分だけに押し寄せるのならまだいいのかもしれません。

しかしそれは今や、他者に大きなストレスを与えています。そろそろ真剣に、この問題と向き合っていく必要があるのではないかと考えています。

インターネットが発達したことにより、誰もがいつでも多くの情報にアクセスすることができるようになりました。

見方を変えれば、多くの情報がウェブという海を覆いつくしています。

それはまるで、世界の海を埋め尽くさんとするプラスチックゴミを連想させます。

高度情報化社会。

なるほど、呼び名はたしかに素敵です。

しかし、それによって私たちはどのような困難を抱えることになったのか、みなさんは、これまで一度でも考えてみたことがあるでしょうか？

ここから先は私の個人的な意見です。その前提でお読みください。

ひとつには、考えなければならないことが増えました。

そもそもの情報量が増えてしまったので、色々なことが気になります。

2時間後の雨雲の動きなどわからなかった時代はそれを心配せずにすみました。しかし、わかるようになったからこそ心配になる。あるいは、心配しなければならない。

これもある意味ではストレスの一種です。

そしてもうひとつは、真実を見分けるのが難しくなりました。

ネット上に溢れる多くの情報には、出所も不確かなものが多く、言葉を選ばずにいえば、また聞きのまた聞きのさらにそのまた聞き、その結果、もはや原形をとどめていない、そんな情報がたくさん放置されています。

また、検索頻度の高さが正確さを担保するわけでもありません。

そんな状況下で、正確な情報にたどり着くことが非常に困難になっています。

オンライン相談のメリットとデメリット

それは「心の病」に関してもまったく同じです。

たしかな目を持った医師やカウンセラーが書いたのではない記事を、このところ非常に多く目にします。

そして、そのたびにとても複雑な気分になります。

特に最近では、オンラインでの相談を行っているサイトが増えてきています。

そうした存在を否定するつもりはまったくありません。クリニックのドアを未だ重たく感じさせている当事者の一人として、悩める方々が第三者へケアを求めて行動を起こす、その機会が増えることを好ましく思っています。

私たちの業界は、残念ながらまだまだ閉鎖的な状態にあります。

したがって、気軽にカウンセラーを探すなどといったアクションを起こすことが、とても難しい状況にあります（カウンセラーとの相性は非常に重要なものです）。

その点、オンライン相談では、気軽にアクセスすることが可能です。

そしてその分だけ、相性のよいカウンセラーに出会う可能性が高まります。

この点については、オンライン相談のメリットであるといって何も差し支えありません。

しかし、物事はそう簡単ではないというのが専門医としての私の意見です。

「何だか最近ちょっと疲れてるかも……」

そんなレベルの相談をオンラインで行い、半ばコーチングのような形で、カウンセラーが相談者に応えていく。

これはオンライン相談のあるべき姿といってよいかもしれません。

ですが、明らかに疾患と呼ぶべき状態の患者さんについてはどうでしょうか？

精神科の専門医として、これだけは強調しておかなければならないのですが、リアルな疾患をオンライン相談だけで特定することは不可能です。

患者さんと対面し、表情を読み、必要があれば血液検査を含めた内科的な診察を行い、対話を重ね、問題の根を探り、確定診断を行う。

言葉にすると簡単ですが、これは非常に重要なプロセスです。

無論、その結果「ちょっと疲れてるだけ」という診断に至ることもあります。

しかし、今の社会がもたらしているのは、「ちょっと疲れてるだけ」＝オンライン相談で救えるレベルを超えた疾患の増加であり、それらへの対処の必要性です。

それができるのは、適切な資格を持った医師だけであると私は考えています。

少なくとも、オンライン上のカウンセリングでは解決することができません。

これは、どちらか一方だけが合っている／間違っているという二者択一ではありません。大切なのはお互いの持ち場を決めるということです。

先ほども申しあげたとおり、オンライン相談には気軽さというメリットがあります。しかし、本物の疾患には対処することができず、そこを踏まえずに不適切なアドバイスを送ってしまった場合には、患者さんの症状をさらに悪化させてしまいかねない、大きなデメリットも存在しています。

私が危惧しているのは、こうしたメリット・デメリットの議論が完全に忘れられ、便利なオンライン相談だけですべてが解決できるという誤解が蔓延することです。

苦しむのは多くの患者さん、いや、未だ患者さんになり得ていない方々です。

そんな人を一人でも増やさないこと、そのことだけを考えています。

「正しい」知識がどれだけ流通しているのか

「うつ」を例に考えてみる

世の中に「正しい」知識がどれだけ流通しているのか？

あるいは、そもそも「正しい」とは何なのだろうか？

後者の質問に、哲学的な意味で答えることは私にはできません。しかし、専門医としては明確に答えることができます。

「正しい」とは、適切な資格を持った医師がそう判断したものをいいます。

ちなみに「適切な資格を持った」という条件を付けましたが、これはたとえば、循環器を専門とする医師が、本来は耳鼻咽喉科が対処すべき疾患について判断するのは適切ではない、ということを意味しています。

医師の資格があるからといって、診療科目を越えた対応は不適切なものです。

精神科を専門とする医師として、私には「正しい」の基準があります。

そうした基準をベースとしつつ、このネット社会を眺めたとき、やはり私は強い不信感や不安を抱かずにはいられません。

また聞きを重ねた結果、原形を失くした情報がネット上に氾濫している。

そのことは、前項でも少しだけ触れました。

本項では、そうした誤った「正しい情報」の典型的な例について（何だか変な日本語ですがご容赦ください）、もう少し踏み込んで見ていきたいと思います。


最近ではようやく、「うつ」という言葉が市民権を得てきました。

もちろん、そこにはまだまだ多くの偏見がつきまとっています。

「うつ」になることはよくないこと、何だか変なことをしそうな人、自傷、自殺、それゆえできるだけ身の回りから遠ざけようとする。

そのような雰囲気は、この社会にまだまだ強くはびこっています。

これらの偏見の背景には、誤った知識の流通があると私は考えています。

たとえば、次の3つの言葉についてみなさんはどう思われますか？

① 抑うつ状態
② うつ病(ただし外因性、心因性のもの)
③ うつ病(ただし内因性のもの)

これらの違いについて(実際のところ非常に大きく違うのですが)正確に説明することが可能でしょうか?

前述している「うつ状態」のことを精神科では抑うつ状態という言葉を使っているので、ここからはそう呼びますが、個々の解説については2章に譲ります。

いずれにせよ、専門医ではないみなさんが説明できないのは当然のことです。

しかしながら、ネット上には、もしかしたらネットだけではないかもしれませんが、非常に多くの誤用、ないしは混同の例が見られます。

本来は①に当たるものを②(ないしは③)の名称で呼んでいる。

そもそも、②と③の区別が明確になされていない。

その区別のために、医師の診断が必要であることを理解していない。

もっとひどい場合には、②と③の区別そのものを知らない。

そんなふうに「うつ」について語る人たちのことを、たとえそこに悪意はなく、ほとんどが善意によるものだったとしても、専門医として見過ごすことはできません。

あまりに酷いケースには、強い怒りの感情すら覚えます。無知が偏見を生む、とまでいってしまうと言葉が過ぎるかもしれません。しかし、日本の現状について率直に申し上げるならば、そうした偏見がいまだに強く残っています。あるいは、根本のところで時代はほとんど進化していないといわざるを得ません。

懸念される流通例について

「うつ」に対する認識と同様に、懸念される流通例がいくつかあります。ここではそれらについて、簡単に見ていきたいと思います。

何度もいいますが、それらの存在自体や目的を否定するものではありません。「正しい」知識を欠いたまま情報が拡散してしまうことによって、大切な目的自体が結果的に大きく損なわれる、そのことを心配しています。

以前何かの記事で、発達障害の方が集まり語り合うバーの存在を知りました。そうでない人とはなかなか分かり合えない、そこにはやはり偏見もあることでしょう。同じ悩みや苦しみを抱える方々が、ひとつの場所に集って心置きなくゆっくり語り合う。

お酒を口にし、リラックスした気分にもなる。

そのような場所が素敵であることに何の反論もありません。

ただ、その記事を目にしている間に思ったことがあります。

そのバーに集まるのは、本当に「発達障害」に悩み苦しむ人たちばかりなのだろうか？

もっと具体的にいえば、発達障害とは明らかに異なる心の病（ここでは疾患という意味で使っています）を抱えた人も含まれているのではないか？

詳細な言及は避けますが、そう感じさせるくだりが記事のなかにありました。

だとすれば、そこにはいくつかの問題が生じることになります。

一番大きな問題はアルコールです。リアルな疾患の場合、アルコールを摂取することは、基本的にはNGであると考えられているからです。


また、心の病と運動の関連について。運動がストレスを軽減することはたしかです。

特に「最近ちょっと疲れてるかも……」と感じる方々にとって、運動でしっかり汗を流し、気分をリフレッシュすることは非常に効果的であるといってよいでしょう。

それでも一部の広告を注意深く見ていくと、まるですべての心の問題が運動するだけで解消する、そんな誤解を与えかねない表現があるように感じてしまいます。

疾患と呼ぶべき状態に至ったケースでは、運動だけで解決することは不可能です。

たしかに、短期的には気分もスッキリするかもしれません。

しかし、その状態がしっかりと長続きするようになるためには、適切な診断と、それらに基づく適切な投薬などによって、荒んだ心を落ち着かせる必要があるのです。

それをしないままいくら汗を流しても、結果はプラスにはなりません。

むしろ、「運動してるのにどうして？」といった形で、マイナス方向へと誘導してしまう恐れがあります。

運動で解消できることと、運動だけでは解決できないこと。

その見極めをしっかりするのは、一般の方々には難しいでしょう。〝心〟を語るとき、誤解のないように情報を伝えていくことがとても大切なのです。

クリニックに足を運びやすくするために、ハードルを下げることはとても大切で、私の目標でもありますが、ハードルを下げすぎることは、事態をかえって誤った方向へと導きます。このことについては医師として敏感でいなければならないと、私は考えています。

2章

メンタルクリニックは行きにくい場所？

「心の病」と呼ばれているものの正体

まずは向き合う「心」を正確に知ること

前章でも触れたとおり、この国の社会には多くの偏見が存在します。

そのなかでも、「心」に関する問題、一般に「心の病」と呼ばれているものに対しては、非常に多くの偏見が向けられています。

「心の病」と表現するのは正確ではないかもしれませんが、たとえば「ひきこもり」などといわれている問題。ひきこもる本人にはそうするだけの理由が存在します。問題は、それが周囲の人たちには極めてわかりにくいということです。

あるいは、当の本人にも正確には理解できていないかもしれません。

にもかかわらず、ひきこもる人には厳しい視線が向けられます。

やる気がない、働く意欲がない、親のスネをかじり続けている、ゲーム好きにも程がある、堕落した生活を送っている……。

もちろん、そうした要素もいくぶんはあるのかもしれません。

しかし、そんなステレオタイプな切り口では、絡み合った問題の本質を解決することなど絶対にできません。

もっとも懸念すべき問題は、偏見によって問題がどんどん悪化するということです。

ひきこもる人たちは心に何らかの問題を抱えています。それに加えて、先に挙げたような厳しい視線を、自分自身に向けている場合がほとんどです。

さらに、このような自分への視線は周囲からの偏見によって厳しさを増します。

周りがいっているように、自分はダメな人間なんだ。

そんな人間には外に出て前向きに活動することを望む資格なんてないんだ。だからこそ、こうしてひきこもり続けるのが一番なんだ。

自分にとっても、そして周囲の人たちにとっても。


このようなケースにおいて、問題を抱えた本人の心は、誰もが真剣に向き合うことなく、したがって、誰にも正確に知られることがありません。

私が変えていきたいのは、このような状況です。

私がなくしていきたいのは、このような数々の偏見です。

まだ早い段階でメンタルクリニックを受診すれば、その分だけ問題を早期に解決できる可能性が高まります。そのことを、ぜひともみなさんにお伝えしたいのです。

「心の病」と呼ばれているもの

もちろん、「心の病」に該当するものは非常にたくさんあります。

本書の限られた紙幅のなかで、そのすべてを紹介することはできません。

ここでは、前章で少し書いたように、一般に「うつ」と呼ばれているものの正体について、できるだけ詳しく見ていきたいと思います。

これも繰り返しになりますが、「うつ」と一括りで呼ばれているものには、①抑うつ状態、②うつ病（ただし外因性、心因性のもの）、③うつ病（ただし内因性のもの）、という3つの種類が存在します。これらの違いを理解することが、偏見をなくしていく第一歩です。

以下、その内容ついて見ていきましょう。

① 抑うつ状態

まず、「抑うつ」と呼ばれる状態は、「憂うつである」、「気分が落ち込む」、あるいは「物事を前向きに考えられない」という状態です。

そのような感情の起こる原因には、疾患、薬、性格、環境、ストレスなどがあります。喜びの感情が失われる、活力が減退し、疲労感が非常に強くなる、または、積極的に活動することができなくなる、といった点が見られると、抑うつ状態が重症となったうつ病だと考えられます。

食欲低下、睡眠障害、性欲の低下、頭痛・めまい、便秘や下痢、といった身体的な症状が出てくることも非常に多いといえます。

最近笑顔が少ない、表情が乏しくなってきた、それに何だか眠れない。

そんな兆候が見られたり自覚されたりする場合には、明らかに注意が必要です。

発症の原因として挙げられるのは、広い意味でのストレスです。

仕事上のストレス、職場環境のストレス、家族や友人関係のストレス、勉強のストレス、挙げれば切りがありませんが、これらのストレスが心の臨界点を超えたときに、抑うつ状態に陥ることになります。

メンタルクリニックを受診し、ストレスの原因をしっかり特定し、投薬など適切な治療を受けることで、確かな回復が望めます。

② うつ病（ただし外因性、心因性のもの）

抑うつ状態が重度に及んだ状態のことを、「うつ病」と呼んでいます。

症状としては、自尊心を失い、自分のことを激しく責め苛み、罪を犯しているなどの妄想を抱く場合もあります。また、専門的には「希死念慮」と呼ばれる自殺願望などが見られることもあります。明らかにふだんの状態にはないことが見て取れ、早期の治療が必要です。

うつ病には外因性と内因性があり、外因性の場合、アルツハイマー型認知症のような脳の病気、甲状腺機能低下症のような体の病気、ほかにも副腎皮質ステロイドなどの薬剤が原因になっていることがあります。このような原因の場合、脳や体の治療を行います。

また、性格や環境が抑うつ状態に強く関係しているものを心因性うつ病と呼んでいます。心因性の場合は専門的な治療のほか、原因の除去、環境などの調整が必要になります。

③ うつ病（ただし内因性のもの）

同じくうつ病と呼んでいる状態の中には、もともとの脳内の器官に何らかの異常が見られ、それが原因となって脳内物質の分泌異常が起きている場合があります。それを内因性のうつ病と呼んでいます。一般的なうつ病はこの内因性を指します。

このケースでは、投薬などの治療で十分な回復が見込まれます。

しかし、より重篤な場合には、一般のメンタルクリニックで対応することは難しくなることがあります。大学病院の精神科などの入院施設のある機関での対応や、場合によっては長期間の入院などの措置が必要なこともあります。

以上のことからもわかるとおり、患者さんがどの状態にあるかを適切に見極めることが非常に重要になってきます。回復までの時間は、どれだけ早く治療を開始したかにも大きくかかってきますから、可能なかぎり早い、正しい判断が必要なのです。

「うつ」とは基本的に、本人の問題である。本人の問題であるということは、心に何か問題があるということだ。心に異常がある、つまり心が弱い、人間的に劣っている、そんな形で偏見はどんどん広がっていきます。

しかし、「うつ」の原因は「心の弱さ」とはまったく関係がありません。

このような偏見をなくさないかぎり、人は限界を超えて頑張ります。

自分が弱い人間だといわれたくないために、無理を重ね続けます。メンタルクリニックに通うのは自分が弱いと認めること、だから絶対に敷居をまたがない、そんな誤った認識が、今もなお、この社会に広く存在し続けています。

そんな偏見の数々を何があっても無くしていきたい、改めて強くそう思います。

医師とカウンセラーの違い

医師が果たすべき役割

「カウンセリング」という言葉は非常に有名で、多くの方が耳にしているはずです。しかし、それがあまりにもよく知られた言葉であるために、多くの誤解が生まれていると私は感じています。

心の問題の治療とは、すべてカウンセリングである。

前項で見た分類に沿っていえば、抑うつ状態や心因性のうつ病はカウンセリングの領域で、精神科医が力を発揮するのは内因性のうつ病に対してだけ。

世の中の誤解を整理すると、概ねこんな形になるでしょうか。

メンタルクリニックに行きにくい、と感じる背景には、先に見たような偏見だけではなく、こうした誤解もかなりの役割を果たしています。

もちろん、好ましくない方向への力の発揮です。

心の病について理解したあとは、こうした状況の克服に向けて話を進めていきます。

そのためには、医師とカウンセラーとの違いを理解する必要があります。

ここでいう違いには、資格そのものに加えて、できること／できないこと、あるいは、クリニックのなかで果たすべき役割、そうしたものも含まれます。


まず、私のような精神科医についてお話しします。

たしかに、心の問題に対する治療（ないしは、対処）の大部分が、患者さんの言葉にしっかりと耳を傾ける作業であることは事実です。

その点は、仮に精神科医が行うものを治療、カウンセラーが行うものをカウンセリングと区別するのであれば、治療とカウンセリングの双方に共通しています。話を聞かなければ、心の病の原因を特定することはできない場合がほとんどだからです。

しかし、医師の仕事はそれだけにとどまりません。

ささくれだった心の状態をまずは平時に戻す、マイナスをいったんゼロにする。

そのために薬を処方し、不安や落ち込み、不眠、もしくは胃腸のトラブル、などといった諸々の症状を、積極的に改善していくことが求められます。

誤解を恐れずにいえば、マイナス状態のまま、どれだけカウンセリングを進めたところで、十分な改善を望むことはできません。

不安や落ち込んだ状態のなかで語られる多くの言葉。

その言葉が問題の根を正確に映し出しているとは考えにくい。

心因性、内因性のうつ病や抑うつ状態を改善するためには、最終的にはストレスなどの外的要因を取り除く必要があります。しかし、心が落ち込んだ状態のまま原因の特定に向かう試みは、かえって不安を増大し、落ち込みを深めてしまう恐れがあります。

だからこそ、まずは不安を抑えることが必要なのです。

何も考えず、ただひたすらに心を休め、安寧を回復すること。

そのためにはどうしても薬の力を借りる必要があります。現代の精神医学の限界などというと大げさに響きますが、それは動かしがたい現実です。

そして、薬の処方は医師だけに許されていることをぜひご理解ください。


もちろん、薬の問題だけが違いではありません。

聞いただけでは心の病のように思われる症状、心の病にもよく見られる症状のなかには、まったく別の疾患によるものが紛れ込んでいる場合もあります。

私が学生のときに聞いた、ひとつの悲しい事例を示します。

喉が痛い、ボールが詰まった感じがする、そんな症状を訴えた方がいました。

これはヒステリーなどによく見られる症状であり、心の病を疑うことにまったく問題はありません。このケースでは、それにしたがって対処が行われました。

にもかかわらず、なかなか症状は改善しない。

それどころか、外見も含めて状態はどんどん悪くなっていく一方。

最終的に食道がんを患っていたことがわかりました。残念ながら、発覚時にはすでに手遅れの状態で、その後その方は亡くなってしまったそうです。

医師がさまざまな可能性を考慮に入れて診断していたら、防げた事態だと思われます。

精神科医は常に、心の病と向き合うと同時に、それ以外の疾患の可能性についても念頭に置きながら、正しい答えを見つけようと努力しています。

血液検査はもちろんのこと、X線写真などを活用する場合もあります。

このような疾患の発見もまた、医師に与えられた重要な役割です。

医師はこの役割を、忠実に果たしていかなければなりません。それが医師にできること、医師にしかできないことだからです。

カウンセラーが果たすべき役割

カウンセラーが果たすべき役割は、医師のそれとの比較でいうならば、心の状態をゼロからプラスへと変換していく点にあるといえます。

医師の診察によって病の正体を特定する。

適切な薬を処方し、マイナスの状態にある心をまずはゼロへと持っていく。

ここまでは医師の役割であるとすれば、カウンセラーがその真価を発揮するのはまさにここからであるといえます。

平静さを取り戻した患者さんの言葉に耳を傾けること。

複雑に絡み合った糸を解きほぐし、問題の根をしっかりと特定すること。

そのうえで、改善＝原因となったストレスの除去、ないしは、それらへの対処について、患者さんの意見も聞きながら、共に対策を考えていくこと。常に寄り添う姿勢を示し、信頼を獲得し、新たな一歩を踏み出す勇気を手に入れる支えとなること。

そのような点にこそ、カウンセラーという仕事の意義が集約されています。

もちろん、精神科医がカウンセリングを行う場合もあり得ますし、行うことはできます。

しかしながら、後述するように、双方がそれぞれの真価を十二分に発揮すること、言い方を換えれば、チームプレーで取り組んでいくことが大切なのだと私は考えています。

そのために、カウンセラーはクリニックにとって欠かせない存在です。


注意すべきは、カウンセラーがすべて治せるという誤解です。

どんなに優れたカウンセラーであっても、薬を処方することはできません。したがってマイナスをゼロに戻すのは難しいでしょう。

軽度の抑うつ状態であれば、カウンセリングで完治するかもしれません。

しかしそれは、心の病全体から見れば、非常に稀なケースであるといえます。

薬によってまずは症状を沈静化する必要があるにもかかわらず、カウンセラーのもとに足繁く通っている患者さんは症状が改善しないだけならまだしも、マイナスを確実に増やしているものと懸念されます。

そのような事態を避けるためにも、医師とカウンセラーの違いを知る必要があるのです。

心の病に悩む人が増えている状況を踏まえ、カウンセラーという仕事には非常に大きな注目が集まってきています。

多くの資格が存在し、通信教育などのメニューも豊富になりました。

共に病に対処する仲間が増えることは医師としても非常に心強い。

しかし、ここで述べたような本質的な理解を持たないまま、カウンセリングという過酷な現場に顔を出す、そんなことだけは避けてほしいと願います。

困るのは患者さんご自身です。

よかれと思ったことが罪もない患者さんを傷つける、それだけは避けたいのです。

そのためにぜひ、医師とカウンセラーとの違いを覚えておいてください。

メンタルクリニックという場所が果たすべき役割

メンタルクリニックが果たすべき役割

メンタルクリニックは、心のどこかに「異常」を抱えた人だけが行く場所、一度かかったら薬漬けになるかもしれない。

私はそんな偏見を解いていきたいと思います。

メンタルクリニックの一番の役割は、先にも述べたように症状の原因、ストレスなどの外的要因だけでなく身体のどこかに隠れている疾患をも含めて、問題を引き起こしている原因の根をしっかり特定していく点にあります。

繰り返しになりますが、これは医師にしかできない大切な役割です。

心の病を特定することはもちろん、本来ならメンタルクリニックではなく他の診療科を受診すべき人をも見逃さないことがとても重要であるのは先にも述べたとおりです。

とはいうものの、2019年の4月まで、医師の資格さえ持っていれば他の科の医師であっても、心の病に対する薬の処方ができました。

どんなに優秀な内科医であっても、心の病を正確に診断することはできません。

その結果、たとえば抑うつ状態で気分が落ち込んで苦しんでいる人に、興奮を抑える薬を処方してしまう、そんなことが頻繁に起こっていました。今は状況が改善されましたが、メンタルクリニックの重要性を物語るエピソードだと私は思っています。

診療科を間違えないこと。

野菜を買いに肉屋へ行くようなことは決してしないこと。

もしも私のクリニックに他の診療科へ行くべき人が来たなら、まったく迷うことなく、行くべき場所がここではないことを伝えます。

そして同じことを、他の診療科の医師にも期待しています。

責任感の強い医師ほど、自分が何とかしたいと思っています。

同じ医師として、そのことは痛いほどよくわかります。診療拒否だと誤解される恐れも決してないとはいえません。

それでも、すべては苦しんでいる人のためになるかどうか。

そのことを考えているメンタルクリニックは、決して行きにくい場所ではありません。

熱があって喉が痛い、カゼかもしれない、そう思ったらすぐに内科のドアを叩きます。

身体が弱い、もしくはどこかが異常だと診断されたらイヤだから受診を迷う、そんなことは決してないはずです。

それと同じような感覚で、メンタルクリニックを考えてほしいのです。

身体から来る疾患と心の病との切り分け

まさにこの切り分けこそが、メンタルクリニックが果たすべき一番の役割です。

心の病とは目には見えない疾患です。それを正確に特定するには、専門医であっても、非常に多くの経験を必要とします。

診療科の異なる医師に、このスキルを身につけることはできません。

それでは、メンタルクリニックの医師がどのようにして切り分けを実現しているのか、部分的ではありますが、それをここで紹介していきたいと思います。

基本的には、多くの症例をもとに定められた診断基準を用います。もっとも一般的なのは、米国精神医学会が定める精神疾患の診断基準で、専門的にはDSM―5と呼ばれているものです。

この基準をもとに、他の研究成果なども参考にしながら、疾患の特定を試みます。とはいうものの、一番大切なのは教科書ではなく、実際に患者さんが与えてくれる多くの生の情報です。これをなくしては正確な特定は不可能だからです。

診察室での行動を観察する。

場合によっては待合室での雰囲気をも考慮に入れる。

語られる言葉をもとに、その人の背景事情を理解する。もちろん、ここですぐに答えを出すわけではありません。まずはひたすら耳を傾けます。

血液検査を含む、さまざまな検査を実施します。

先にも述べたように、内科的な疾患の可能性を考慮に入れているからです。

このような情報をすべて考慮に入れ、そのうえで診断基準と照らし合わせ、矛盾のない答えを見つけていく。

何が正解かをすぐに見つけるのは困難な作業です。

しかし、矛盾のない答えを掘り起こすことは経験ある医師には可能です。

そもそも人間のコミュニケーションとは70パーセントがノンバーバルな、言語によらないものです。言葉以外の情報をできるだけ多く収集し、判断していくことが求められます。

やや余談になりますが、うつ病の人は真っ赤な服を着ないという特徴があります。

もちろん、100パーセント必ずそうだということではありません。

それでも、このような知識についてもしっかり考慮に入れておくことで、より複層的な判断が可能となるわけです。

ちなみに、赤い服を着てきた場合には双極性障害（躁うつ病）を疑います。

ハイテンションと落ち込みとを交互に繰り返す症状のことをいいます。

あるいは、待合室などでその人が座っている位置などで心の状態を判断することもあります。症状が重い場合には、そもそも座れないというケースも存在します。

あと、好ましくはありませんが詐病を疑う場合もあります。

嘘をつく理由はさておき、言葉だけでは決して見抜くことができないものです（ここで判断基準を詳しく記すことは、公益性の観点から避けておきます）。

なお、メンタルクリニックに行ってもなかなか治らない。

そんな声を耳にすることも少なくないかもしれません。無論、症状が重篤な場合には、回復までに時間を要することも十分にあり得ます。

それ以外に、医師のスキルが影響している場合も疑われます。

まだ経験の浅い医師、または十分なスキルを身につけていない医師、そんな医師の多いクリニックに通うと、時間がかかるというのも納得がいきます。

私が聞いて知っているかぎり、電子カルテしか見ない医師がいます。

何も考えずに、あるいは、考えてもわからずに、不適切な薬だけが処方され、結果的に薬漬けになって苦しんでいる患者さんもいます。

きちんと観察しない医師が、残念ながら世の中にはけっこういます。

そのような疑念を抱かれた場合には、迷わず他のクリニックを受診し、そこの専門医にセカンドオピニオンを求めてください。

それは患者さんとしての当然の権利ですし、否定される理由などまったくありません。

実際の診療ではどんなことをしているのか

「チーム医療」という強み

医師が疾患を正確に特定し、まずはマイナスをゼロに回復する。

そのうえで、カウンセラーが悩みの根を解きほぐし、ゼロをプラスに運んでいく。

両者の違いについて述べたことの繰り返しですが、とても大切なことなので、ここでも改めて記載しました。

実際の診療においては、このようなチームプレーがとても重要だからです。

先ほども書いたとおり、医師もカウンセリングを行うことができます。

しかしながら、特に初診の方と向き合い、その言葉に耳を傾け、疾患を特定する作業は、非常に時間のかかるものです。

他方、医療スタッフの時間は限られています。

与えられた時間のなかで、最大限の効率と効果を発揮すること。

そのためには、何より適切に役割分担することが必要です。カウンセラーができることはカウンセラーに任せる。その分だけ、医師は医師にしかできないことに時間を費やす。

流行り言葉に乗るのはあまり好きではありませんが、「患者さんファースト」。

これを実現するには、チームプレーが欠かせないということです。そして、その分だけ、個々の経験やスキルも高まっていくことになります。

それがクリニックの強みとして機能します。

すべてを一人で賄っているクリニックがあるのかどうか、私には定かではありませんが、そんなクリニックに比べれば、より患者さんに寄り添った治療体制を提供することができると考えています。

カウンセリングを受けるか否か、医師の診察を継続するか、それらは個々の症状によって異なります。どちらにするかを選択するのも医師の大切な仕事です。

どちらの場合も、必ず対面で診断、ないしはカウンセリングを実施します。

先に述べたとおり、言葉以外の情報が非常に重要な意味を持つからです。

オンラインでの診断を全面的に否定するわけではありませんが、少なくとも私個人は、文字だけの情報で診断を行うことはしません。

ここから先は余談です。

私のクリニックでは、例えば男性医師は必ず白衣にネクタイで診察を行います。

このようなクリニックは、最近では少ないのかもしれません。私の知り合いの医師でも、完全に私服で診察を行っている人がいます。

ポリシーもそれぞれ、スタイルもそれぞれ。

それぞれにメリットがあり、またデメリットもあるだろうと思います。

白衣は怖いと感じる人、あるいは信頼に値すると感じる人。私服はいい加減であると思う人、あるいはフランクで相談しやすいと思う人。

さまざまなパターンが考えられます。

実は、ここに患者さんとクリニックとの関係を考えるうえで重要なヒントが隠れています。

両者の関係にとって、もっとも大切なものは信頼感です。白衣と私服、どちらに信頼感を抱くのか、そのような感情が治療の効果に少なからず影響を与えます。

こうした点も踏まえつつ、私は白衣を選択しました。

あくまでも私見ですが、そこに医師としての矜持があると感じているからです。

どんなことを訊かれるのか？

メンタルクリニックについて、それでも不安はまだ残っているでしょう。

そうした不安の多くは、診察の際にどんなことを訊かれるのかがわからない、自分という人間を丸裸にされてしまうかもしれない、言いたくないことも無理やり言わされるのでは、そうした疑問によって生まれていると想像します。

そんな疑問にここでお答えします。

私たちが訊くことは、どんな症状があるのか（不安、眠れないなど）、それにいつから気づくようになったか、これまでの病歴、今飲んでいる薬、あるいは、アレルギーの有無、せいぜいそれくらいのことでしかありません。

あとは、患者さんが語る言葉に最大限耳を傾けます。

話の腰を折らないよう、できるだけ話しやすい雰囲気づくりを心がけ、思うところを全部言葉に置き換えてもらうことを意識しています。

もちろん、言いたくないことは言わなくても結構です。

何かを無理やり聞き出すことなど絶対にしません。

何を訊くのか、どれだけ訊くのか、診察にかける時間や質問の数は、人によって、または状態によって、大きく異なる場合があります。

くれぐれも、その点はご理解いただきたいと考えています。

短いからいい加減、長いから真剣、そんな対比は適切ではありません。

しかし、そう誤解している人が多くいます。苦しんでいる人の立場になれば、そのような切実さも理解できなくはありません。

それでも、負担を考慮して短時間で切り上げる、そんな場合もあるのです。


このところ増えている症状に、男性の更年期障害というものがあります。

「LOH症候群」という言葉で耳にされたことのある方も多いかもしれません。

早ければ30代後半から、多くは50代といった働き盛りの男性に特有の疾患で、職場のストレス、子供の教育問題、家庭での責任、あるいは親の介護、そんな負担からホルモンが徐々に減少し、不眠や倦怠感、やがては抑うつ状態にも至るという特徴があります。

女性と同様、ほてりやのぼせ、冷え、動悸、性欲低下といった症状も見られます。

こうした症状を訴えて訪れた人には、ほとんど何も尋ねません。

ゆっくりと時間をかけて、思っていることをすべて吐き出してもらいます。とても多くを語る人もいます。しかし、最後まで語り続けてもらいます。

何より、それが一番大切なことだからです。

ご参考までに、症状が比較的重い場合にはホルモン注射や漢方療法を行います。ただし、前立腺がんの方にはホルモン注射ができませんので注意が必要です。

症状が落ち着いたら、カウンセリングへと移行します。

ストレスの根をしっかり解きほぐし、それらを除去していくことを目指します。あるいは、上手な付き合い方を、心のリハビリによって身につけていきます。

しかし、「ちょっとした」不調のように感じる人が少なくありません。

ホルモンの減少を心の弱さと誤解して、歯を食いしばっている人がいます。

そのような人を救うことが、メンタルクリニックの役割であり、何度もいうようですが、本書を執筆する目的なのです。

最近では、心の問題を美容クリニックが解決する、そんな動きも見られます。

あまりネガティブなことはいいたくありませんが、そこで本当に適切な診断がなされているのか、疑問に思えて仕方がありません。

適切な専門医の視点が入っていることを、心から切に願っています。

3章

子どもの不調のサインを見つけたら

子どもによくみられる症状や疾患

心の病は大人だけの問題ではない

不登校やひきこもり、最近では「ゲーム依存症」と呼ばれるもの。

みなさんもよくご存じのとおり、子どもたちにも当然に心の病は存在します。

あるいは、ADHD（注意欠陥多動性障害）に代表される発達障害などもまた、ある意味では心の病であるといえ、私のクリニックでも積極的に受け入れています。

ひきこもりに対する偏見について、先に少しだけお伝えしました。

不登校は昭和の時代、「登校拒否」と呼ばれ社会問題にもなりました。

しかし、そこにも同じく強い偏見があったと私は感じています。問題のある生徒、学校に行けないのではなく「行かない」生徒、不良、問題児……。

世の中に「普通」があるという考え方。

だからこそ、「異常」があるという考え方が生まれる。

本来は「違い」でしかないはずのものが、前向きな目で見れば「個性」に当たるものが、強い偏見によって「間違い」であると見なされてしまう。

そんな世の中にもっとも苦しめられているのが、子どもたちです。

大人たちの偏見や思い込みによって、窮屈な檻《おり》の中に閉じ込められています。

ここではそんな子どもたちが抱える心の病について、子どもたちがどのような苦しみを抱えているのかについて、少しだけ見ていきたいと思います。


紙幅に限りがありますので、器質的な問題による症状や疾患は除きます。

2章の記述を踏まえていうならば、抑うつ状態またはうつ病に該当するものを、ここでは取り上げていくことにします。

子どもと大人の一番の違いは、言葉の量だと私は考えています。

自分の状態をなかなか言葉にできない、上手く伝えられない。だからこそ、子どもたちが抱える症状は、身体症状の形で現れることが少なくありません。

頭が痛い、お腹が痛い、食欲が出ない、変に胸がドキドキする、夜になっても眠れない、便秘や下痢がひどい、あるいは、吐き気がする。

これらはすべて、子どもたちに見られる心の病の症状です。

こうした症状が長く続く場合には、心の病を疑ってみることが重要です。

そして、このような身体的症状の背景には、当然のことながら精神的な症状が存在します。それらを例示すると、次のとおりとなります。

不安な気持ちが続く、よくわからないけどイライラする、人や動物または特定のものを恐れる、汚れを嫌う、重い病気だと思い込む、周りが変な目で見ていると思い込む。

また、こうした2つの症状は互いに絡み合いながら、行動的な症状を引き起こします。

ひきこもる、暴力をふるう、物を破壊する、リストカット、無口になる、ぼうっとしてただ無気力に見える。

この段階に至った場合には、迷わずクリニックを受診してください。

適応障害、不安障害、恐怖症、強迫性障害、どんな診断名がつくかは別として、何らかの強いストレスが原因となってこのような状態に陥っているのです。

問題の根を一日も早く見つけてあげること。

このような症状に対して、励ましや叱責は残念ながらまったく効果がありません。

そのことを、他ならぬ親が気づいてあげる必要があるのです。子どもの力だけでは絶対に解決することができないのです。

ここで挙げた状況に当てはまることがないか、改めて確認をお願いします。

子どもたちを守るという視点

私たち医師には、子どもたちを「治す」だけではなく、「守る」という視点が必要です。仮にいくつかの症状を無事に改善できたとしても、ストレスの原因となっている根源を退治できなければ、同じことが繰り返されるだけです。

いや、再び同じ状態に放り込まれた子どもは、前回よりも悪くなります。以前よりも深く苦しみ、絶望し、そして、さらに重篤な症状を示すことになります。

大人とはちがって、子どもたちは、ストレスの原因から遠ざかることも、それらと上手く付き合っていくこともできません。

親と離れる、あるいは学校に行かないなどという判断は、子どもには難しいでしょう。

非常に悩ましい問題として、児童虐待があります。

毎年のように、いやもっと頻繁に、親の虐待によって命を失う幼児や児童のニュースを、メディアが大きく取り上げています。

しかし、本当に残念なことに、珍しさはなくなりました。

「またか……」という思いを抱くのが、私の場合は正直なところです。

同じ子を持つ親として、このような犯罪は何があっても許すことができません。子を殺す親の心境など理解したくもありませんし、心から犯罪を憎みます。

それでも、医師としては理解したくなる気持ちを禁じ得ません。

もっと正確にいえば、理解しなければならないと思っています。

虐待とまではいかなくても、親との関係に強いストレスを感じ、さまざまな症状が現れる子どもの数は決して少なくありません。

このような子どもの症状を、改善することはもちろん可能です。

ですが、どれだけマイナスをゼロに戻し、ゼロをプラスへと運んだところで、また親元へ帰れば同じストレスが待っているわけです。再びストレスに曝された子どもは、前回よりも深くて複雑なマイナスを抱えることになります。それをゼロに戻すのも難しくなります。

そんなことの繰り返しによって、ひきこもりのような事態が生じるわけです。

親にそのことを理解させるのは至難の業です。

「私はこの子のためによかれと思ってやっている」、そんなセリフを何度も耳にしました。

そこに虐待などが加わると、事態ははるかに難しさを増します。

虐待している親は、何よりその事実を隠そうとするからです。

児童相談所の対応が難しいのも、大きくはそのためであると考えられます。

親元に帰せば再び虐待を受ける、厳しいストレス環境が待ち受けている。無論、明らかな証拠が見つかれば話は別で、警察へ確実に通報を行います。

問題は、子どもの心は特に見えにくいという点です。

子どもなりに気を遣って、決して親の悪口を言おうとはしません。

健気さが誤った方向へと進み、悲劇の扉を開けようとする瞬間、やや大げさではありますが、私はそのようにさえ感じています。

そんな子どもたちをどうやったら100パーセント守ることができるのか？

もちろん、明確な答えはありません。

それでも、考え続けることが大切だと自分に言い聞かせています。努力を続けることしかできなくても、それがやがて答えへと導いてくれるかもしれない。

専門医として、もっとも悩ましく苦しい問題のひとつです。

診察や治療において心がけていること

子どもたちとの関係において心がけていること

子どもたちは大人のように話すことができません。

言葉の量が明らかに少ないですし、自分の状況と客観的に向き合うことも困難です。もっとも、これは子どもとして当たり前のことなので、何か問題があるなどと誤解しないでいただければ幸いです。

私のクリニックでは小学校1年生以上はすべて受け入れることにしています。

そのような年齢の子どもたちに大人と同じ質問をいくら重ねたところで、大人のような答えが返ってくることなど絶対にありません。

子どもは、自分では気づいていない領域が非常に多いからです。

たとえば、最近話題になっているゲーム依存症を例に考えてみます。

ゲーム依存症とは、日常生活が破綻するほどに、持続的かつ反復的にゲームにのめり込む状態のことを指します。

依存症になる原因としては、ゲーム好きが高じて生活リズムが乱れ、判断能力などに支障を来す、という理解がわかりやすいと思います。しかしながら、少し専門的に見てみると、ゲーム中の脳には高揚感をもたらすドーパミンが多く分泌されており、それが不足すると、脳がドーパミンの分泌を要求する。つまり、一種のドーパミン依存のような事態が脳の中で発生していると考えることができます。

また、いじめや親の虐待などが原因でこの社会に居場所をなくした子どもたちは、人生の高揚感を回復するために、ゲームの世界へとのめり込んでいってしまいます。

世界保健機関（ＷＨＯ）が２０１８年6月18日に公表したＩＣＤ—11（国際疾病分類第11版）において、「ゲーム症（障害）」という名前で正式に認定されるなど、世界的にもその拡大が懸念されるようになってきています。

非常に重篤なケースとして、１日20時間ゲーム漬け、しかも2年間一歩も外出しない、そんな患者さんの例も報告されています。

あるいは、親子間でのトラブル、それが暴力や暴言にもつながります。

そんな事態が、まさに現代社会の闇として、大きく広がってきているわけです。

ゲーム依存症に陥った子どもは、自分がただのゲーム好きだと思っています。もしくは、社会のどこにも居場所を見出すことができず、寂しさを感じています。

このようなケースにおいて、子どもたちにゲーム依存に陥る原因を直接尋ねたところで、論理的な答えが返ってくることは期待できません。だからこそ、医師は生活環境や背景事情などをていねいに確認していく必要があります。

あるいは、遊びの要素を積極的に取り入れ、子どもの主体性をできるだけ引き出す試みを行ったりもしています。

一見すると無関係に思える事柄が、実は深く結びついている場合もあります。

物質的には何不自由なく暮らしていても、事あるごとに自我が否定される。学校の成績、塾での成績、部活動の成果、常に親から高いレベルを要求され息つく暇もない生活。

そんな親元に生きる子どもがゲーム依存に陥るケースも珍しくはありません。

子どもの生活は、子どもだけのことを問題にしていても決して解決はしません。

次に述べるように、子どもたちの心の病と適切に接するためには、親との関係性を正確に理解することが重要になってきます。

そのためにどのような点に留意しているのか、一緒に見ていくことにしましょう。

親（特に母親）との関係において心がけていること

繰り返しになりますが、私のクリニックでは小学生以上を対象としています。年齢が低ければ低いほど、子どもから得られる情報は少なくなってしまいます。よって、親御さん、特に母親へのヒアリングが重要になってきます。

仕事を持っていたとしても、多くの子どもは母親とより長い時間を過ごします。子どもの様子を観察し、異常があればそれを医師に伝える。あるいは、医師からの質問にしっかりと答える。

それができるのは多くの場合、母親であるということができます。

また、これは好ましいことではありませんが、母親との関係が子どものストレスの原因となっている場合も少なからず存在します。

その場合、母親本人は自分が原因であるなどと想像もつきません。

私が母親としっかり向き合うことで、原因となっているかどうかが確認できます。さらには、虐待の兆候のようなものが見つかる場合もあるかもしれません。

あるいは、母親を通して父親の問題が明らかになるかもしれません。

いずれにせよ、親に原因があると判断される場合には、子どもではなくむしろ親に対するカウンセリングなどが必要となってきます。

親子共にカウンセリングが必要な場合には、それぞれ別のカウンセラーが担当します。

そもそも、原因を特定するための面接を子どもと親で並行して実施しています。時間を置いて、たとえば子どもを先に実施することで、次の親の面接の際に、あらかじめ模範的な答えを用意して臨むといったことも懸念されます。そのような作為によって、問題の本質がまったく見えなくなってしまうのは、明らかにマイナスの事態です。

またこうした並行面接は、親がストレスの原因にこそなっていないものの、現状に対する課題認識が親子で大きく食い違っている、そんなケースにも効果があります。

親と子というある種の権力関係の中で、子どもが自由に発言できる度合いは、どうしても限られたものにならざるを得ません。

そのような関係性から子どもを解放し、まずは自由に思いを述べてもらうこと。

もちろん、提供できる情報量には一定の限界があります。

それを受け入れたうえでもなお、私はそのような対応の必要性を強く信じています。

他方、母親自身が抱えるストレスを解消すること。

母親へのヒアリングには、そのような目的も含まれています。

これもよい例ではありませんが、夫との仲が上手くいっていない。さらにひどい場合には、夫の浮気や家庭内暴力（ＤＶ）などが行われている。

あるいは、長いこと子育てに悩みを抱え続けている。

しかし、夫は毎晩帰宅が遅く、ゆっくりと会話をする時間もありません。

こうした想いを抱える母親が、遠慮なくその胸の内をさらけ出せる場所が必要なのです。

子どもの心の病と向き合うメンタルクリニックには、実は親に対するケアという非常に重要な役割も期待されているわけです。

吐き出されぬ想いはやがて、強い不満となって子どもに向かいます。

母親の強いストレスが、そのまま子どものストレスへとスライドしていくわけです。

それを食い止めることは、私にとって期待というよりもむしろ責務と呼ぶべきです。

そして、やや話はそれるかもしれませんが、子どもがまったく心の病ではなかった場合、特に母親は深い安心を得ることができます。

それもまた、メンタルクリニックのひとつの機能といえるかもしれません。

親と子。両者の関係性。

そのような関係性のあいだに漂う空気を観察することは、オンラインの診断では絶対に実現できないことです。だからこそ、メンタルクリニックに期待される役割を、しっかりと愚直に果たしていくこと。

そのことだけを、心がけていきたいと考えています。

実際にあった事例から（Aさんのケース）

Aさんの症例について

ここでは、私がこれまでに経験した子どもたちの事例の中から、みなさんの理解に役立つケースを取り上げます。

当然のことながら、個人情報保護およびプライバシーへの配慮といった観点にもとづき、事実の性質が損なわれない範囲において適宜修正を加えておりますので、その点についてご理解いただけると幸いです。

Aさん（小学5年の男児）、兄弟姉妹はいない。

両親は共働き、かつ友達が多い方ではないため、放課後は一人で過ごす時間が長い。

ゲーム機は就学前から買い与えられていた。低学年の頃は決められた時間を守ることができていたものの、中学年から乱れはじめ、高学年になると守られなくなった。

学校を休むことはないが、在校中の様子はおとなしい（担任教師の観察による）。

4年生の後半くらいから勉強に身が入らなくなり成績が急激に下降。宿題を提出しない日が格段に増え、担任も問題意識を持っていた。

以前は朝の目覚めもスッキリしていたが、最近は起こされてもなかなか目が覚めない。

授業中にぼうっとしていることが増えた。

母親が帰宅したあとも、食事の時間を除き自室にこもるようになった。

自室では夜中近くまでずっとゲームにふけっている（母親がオンラインで確認済み）。

父親は帰宅が遅く、以前から会話する時間が十分ではなかった。

休日は家族で出かけることもあるが、車に乗るときもゲームは手放さない。

郊外のショッピングモールなどで食事をするときも、早々に食べ終えたあとはずっと、ゲームの画面と向き合っている。

両親と担任、養護教諭が話し合い対処を続けてきたが改善は見られない。

養護教諭のアドバイスにしたがい、クリニックの受診を決断した。


このような症状（ないしは、傾向）を示す子どもが最近明らかに増えています。

両親はもちろんのこと、学校でも一定の対処を試み、改善に向けて取り組んでいる努力は非常にすばらしいことだといえます。

しかし、それだけでは十分でない場合がどうしても存在します。

そうしたケースに向き合うのが私たち専門医の役割であり、メンタルクリニックという場所に求められる機能です。

Aさんのケースへの対処

初診時にはAさんと母親の2人でクリニックを訪れました。

本人への面談を実施する前に、私はまず母親に話を聞くことにしました。

並行面接を実施しなかった理由としては、待合室で待っている際の様子を本人たちにはわからないように確認したところ、2人の雰囲気から、少なくとも虐待などの懸念はないと判断されたことが挙げられます。

気になる患者さんがいるとき、専門医はこのような対応を取る場合があります。

このような点も、対面ならではのメリットであると私は考えています。

母親へのヒアリングの結果、夫婦の仲には問題がないこと、共に仕事が忙しい点を除けば家庭内に問題と呼べるほどのものはなく、生活水準は平均よりも上である（だからゲームソフトもふんだんに買い与えられるわけですが）ことなどがわかりました。

「一人になるのがどうしてもかわいそうに思えて、つい……」

ソフトを買い与える理由を尋ねると、母親はそのように答えました。

無論、親の気持ちを考えるとにわかに否定する気持ちにはなれません。

子どもが寂しい時間を過ごすくらいなら、せめてゲームで気を紛らわしてほしい、それはまったく極端な考え方ではないからです。

続いて、小学校に入学してからのことを尋ねました。

当初はもちろん、放課後は学童保育に通い、母親もいわゆる短時間勤務を選択し、学童保育が終わる時刻にはきちんと迎えにいくことができていました。

そして学童保育が終わった小学校3年生。

Aさんの生活リズムの乱れが始まった時期とも重なります。

母親もフルタイムの勤務に復帰し、職場の配慮はそれなりにあるものの、さすがに残業をまったくしないわけにもいかない。平日は帰宅して料理をする時間も十分には確保できず、どうしても出来合いの総菜中心の夕食になってしまう。

振り返ると、この頃から夕食をあまり食べなくなった。

その代わり、買い置きしてあるスナック菓子はきれいに空になっている。

こうした会話のなかで、母親にはどうやら感じるところがあったようです。大切なのは、必ずしも一方的なアドバイスではなく、こうした母親自身の気づきなのだと私は考えます。

母親との面接が終わったあと、本人だけにヒアリングを行いました。

「ゲームをやるのって、楽しい？」私は最初にそう尋ねました。

「うん」とAさんが答えます。

「どんなところが楽しいか、もうちょっと詳しく教えてくれるかな？」

しばらく考えてから、Aさんはこんな趣旨のことを口にしました。

ゲームをやっている間は余計なことを考えずに済む、自分が主役になって好きなように行動することができる、学校はつまらないけれどゲームの世界は楽しい、何かをやっている気分になる、だから時間があればゲームをやりたいと思う。

「お母さんとの約束の時間、破ってしまうことについてはどう思うのかな？」

「いけないとは思うけど……」

「思うけど？」

「ゲームは楽しいから、つい……」

自覚はあるけど、やめられない。自分はゲームが好きだからやっている。

私はそんなAさんの言葉に注目しました。

その他の情報とも合わせて、私は軽度の「ゲーム障害」という診断を行いました。

そこまでの必要はないかもしれないと思いつつ、しかし、これを放っておけば、Aさんはさらにゲームの世界の奥底へと沈み込み、周囲とのコミュニケーションを遮断し、さらには暴力などの問題行動にもつながる恐れがある。

学童保育が終了し母親との関係が希薄になったことがきっかけであるのは明らかです。

一人の時間の孤独、自己承認してくれる相手の不在。

それらの要素がAさんをゲームへと向かわせ、脳がドーパミンを欲望するメカニズムを、本人も気づかぬうちに、構築してしまったわけです。

しかし、症状は軽度であり、十分な回復が見込めます。

母親には何とか仕事のやりくりをつけるようアドバイスし、父親とも一度面談し、それと同じことを伝えました。

そして、ゲーム以外の時間を半ば強制的に持たせること。

スポーツではサッカーが好きとのことであり、近くのクラブに週に一度通う、母親が必ず迎えに行く、そして夕食を一緒に取る。

そのような取り組みの結果、症状は改善に向かいました。

クリニックを受診するという早めの決断が奏功したケースだと私は考えています。

不安を抱えるみなさんにお伝えしたいこと

心の病＝「異常」ではないということ

本章で見てきたように、子どもであっても心の病を抱えます。

そのことを「異常」だと受け取る親は多いのかもしれない、そう私は危惧しています。

誤解を恐れずにいえば、そうした偏見が子どもたちを深く傷つけ、さらに深い病の底へと追いやってしまうのだと考えています。

子どもが抱える心の病は、「異常」などでは決してありません。

ある意味では、ひとつの「個性」の現れにすぎないと見ることもできます。

心身ともに発達した大人とは異なり、その途上にある子どもたちは、実にアンバランスな存在であるとお考えください。

ある部分がはみ出ていれば、当然に別のある部分がへこんでいる。

そのはみ出た（ないしは、へこんだ）部分に時としてスポットライトが当たる。器質的な問題を抱えている場合を除き、子どもたちの心の病とはおおむねそのような性質のものだといって差し支えありません。

他の子どもと凹凸が異なって見える場合、親が不安になるのは当然です。しかし、その不安を無理に解消しようとはしないこと。

子どもたちの大切な個性を、無理やりフラットにならそうとはしないこと。言い換えれば、子どもたちのありのままを、心の底から全力で肯定すること。

「なんであなたはみんなと同じことができないの！」

私にも心当たりはありますが、これは明らかに親が口にしてはいけないNGワードです。発達のプロセスの違いでしかないものを、あたかもその子どもの責任であるかのごとく、激しい言葉で叱ってしまう。

「異常」であることを認めたくないがために、無理にそれを矯正しようとする。

公共の場で、そんな場面に遭遇することも珍しくはありません。

そのたびに私は、それを浴びせられる子どものほうに目を向けます。その幼い心のうちに、想いを馳せます。

そして、誰よりも悲しい気持ちになります。

仮に子どもに「異常」があるのだとしたら、それは子どもではなく親の責任です。

こんなふうに書くと語弊があるかもしれませんし、私は物事を単純化するつもりもありませんが、要はむやみに子どもを叱らないでほしいということです。

悩む心は否定しません、だから別の形で問題解決を図る。

そのために、私たちのような存在を上手く利用してほしいということです。

だからこそ、受診する気持ちを持つということ

私たちのような存在を上手く利用するということ。

あるいは、メンタルクリニックという場所をもっと活用すること。

古くからある「隔離病棟」のイメージ。心を病んだ「異常」な人間が強制的に収容され、身体を拘束されたまま不遇の時間を過ごす。言い過ぎかもしれませんが、そんなイメージを持っている人は今でも少なからずいるように思います。

「精神科」に行く人はみんなどこかが「おかしい」人。

心の病は「弱さ」が原因、特に企業などの組織では、心の病を抱えた人間に対してまるで敗残兵のような視線が向けられます。

ビジネスパーソンの話は後段で詳しく触れますが、子どもに対してもそれは同じです。

「あそこのお子さん、ちょっと問題があるみたいよ」

そんなヒソヒソ話が繰り返される現代の井戸端会議。

そのような声に対して、私は断固としてNOを突き付けたい。

メンタルクリニックに通うことは、「おかしな」ことでも「異常」を認めることでもない、インフルエンザにかかって内科に行くのと大して違いはないことなのです。

そのことを、多くの方に理解してほしいと心から願っています。


自分のことであれば、もしかしたら、ふんぎりもつけやすいかもしれません。

しかし、我が子となれば可愛さが先立つあまり、自分のこととは同じ判断ができなくなる、それも十分に理解することができます。

先に見たような偏見があればなおさらです。

しかし、そこで一歩を踏み出すのが親に求められる勇気です。

自分自身のためではない、真に子どもたちのためになる勇気です。

前章で、私たちのクリニックが行っている「チーム医療」についてご紹介しました。私たち専門家でも、一人ができることには限界があります。ましてや、専門家ではない親御さんが一人または夫婦二人で対処することは、どれだけ好意的に見ても実質的に不可能であるといわざるを得ません。

子どものためを思う努力を私は絶対に否定しません。

ですが、その努力とは、必ずしも自分の力だけで頑張ることではないのです。

救うはずの親がストレスを抱えてしまう、そのことによって事態がどんどん悪い方向へ傾いていってしまう。

そんな事例をこれまでいくつも見てきました。

偏見から自由になって、もっと早くに受診していれば、結果は違っていたかもしれない。

悔しい思いに駆られることも決して珍しくはありません。

周囲は偏見に満ちていても、親だけは子どもを信じることができます。

大切な子どものありのままを、全身で受け止めることができます。

だからこそ、お子さんの日常に不安の兆候を感じた際には、メンタルクリニックのドアを躊躇なく開けてほしいと思うのです。

無論、人に行きにくい、と感じさせてしまう医療側の努力不足があることも否めません。

しかし、何度もお伝えしてきたとおり、メンタルクリニックは決して「異常」を断罪する場所ではありません。精神科の専門医はそんな判断を下す裁判官でもありません。

私たちの役割は、心のありように苦しむ親子に寄り添うこと。

同じ目線に立って、問題を少しでもよい方向へと持っていくこと。ただそれだけです。
そのことが少しでも伝わればよいと、強く願っています。

4章

女性が生きにくさを かかえたときに

女性によくみられる症状や疾患

現代における女性の生きにくさ

本章では、女性の問題を取り上げます。

「働き方改革」、「女性の活躍推進」、そんな言葉が象徴するように、今の女性を取り巻く環境は激しく変化を続けています。

つまり、ストレスを受けやすい環境が存在するということです。

もっといえば、ストレスのなかを生きているとも表現することができます。

自分たちの思いとはあまり関係のないところで、社会がどんどん変化していく。それがむしろ女性自身の生きにくさにつながっています。

会社はどんどん活躍しろと一方的にいってくるが、会社で出世することを求めて仕事をはじめたわけではまったくない。あるいは、女性も出世できる社会だと世間ではいわれているのに、会社が古い体質で、そもそもある程度までしか女性が上れるハシゴがない。

また、女性たちは、家庭のなかでは一人で負担を背負うことになってしまいます。

夫は、男は仕事さえしていればいいと勘違いしたまま。子どもは反抗期の真っただ中。

ここで妻がすべてを諦めてしまったら、いったい誰がこの家庭を守るのか、この家はいったいどうなってしまうのか？

日々の診察をとおして、私はそんな女性の静かな怒りを感じています。

あるいは、女性を狙った悪質な犯罪も増えてきています。

ストーカーなどは決して新しい犯罪ではありませんが、その被害に苦しむ女性の数は、今もなお減ることがありません。

このような女性の悩みについて、ここで見ていくことにします。

生きにくさが大きなストレスとなり、心の病へと至る。

その結果として生じるいくつかの症状について、みなさんと一緒に確認していきます。

女性に特有の問題についても、できるだけ触れていきたいと思います。

ここで取り上げるのも、大きな括りでは、抑うつ状態もしくはうつ病に分類されるものです。

女性がうつになる確率は男性の2倍、5人に1人の割合ともいわれます。

仕事や家庭内のストレスが原因でうつへと至る点は、男性や子どもの場合と同じですが、女性には女性ならではの入り口がある点をここで述べておきたいと思います。

仕事の面に限っていうと、昇進が強いプレッシャーとなりストレスへと至る点は女性に顕著であるということができるでしょう。

仕事以外で最初に挙げられるのが、月経前不快気分障害（ＰＭＤＤ）です。

月経がはじまる数日前から、下腹痛（生理痛）、便秘、吐き気、乳房の痛み、のぼせ、イライラ、あるいは、うつ気分に陥る、というのが症状の特徴です。

もちろん、こうした症状は女性の50～70パーセントが経験するものです。

そしてそのほとんどが、日常生活に支障のない範囲に治まっています。

しかし、そのうち約5パーセントの人が、日常生活にも支障がでるほどに症状が重篤化します。ここまで来ると専門医に診察を受け、治療する必要が出てきます。女性ホルモンの異常やセロトニンの欠乏などが原因として疑われていますが、現時点では特定されていません。

次に紹介するのが産後うつです。

現在では、出産経験者の10～15パーセントが産後うつにかかるともいわれています。

症状は一般のうつとほとんど同じですが、子どもに愛情が持てない、自分が母親として不適格だと感じる、といった点は産後うつの特徴であるということができます。

赤ちゃんのリズムに合わせるので、どうしても生活が不規則になる、睡眠不足になる、外出できずに孤独になる、もともとホルモンのバランスが安定してないところに、それらのストレスがかかってきます。

それが原因となって、産後うつにかかってしまうものと考えられます。

これを放置した結果と思われる悲しい事件が最近では増えてきています。

少しでも懸念される場合は、迷わずメンタルクリニックのドアを開きましょう。産科の医師に相談することも悪くはありませんが、心の問題は専門家に任せるのが一番です。

自分では気づかなくても、周りの人が気づくこともできます。そのようなサポートが、産後うつに対してはとても重要になってきます。

これからパートナーが出産を迎える方にもぜひ留意していただきたいところです。

そして最後に紹介するのは、更年期うつと呼ばれるものです。

一般に更年期とは、閉経をはさんだ前後の4～5年、年齢では45～55歳くらいまでの時期を指すとされています。

この時期にはホルモンのバランスが大きく乱れます。

それが原因となって、次のような諸症状を引き起こすといわれています。

身体的には、ほてり・のぼせ、ホットフラッシュ（体の一部または全身が急に熱くなったり寒気がしたり、体温調節がうまくいかない症状）、発汗、冷え、便秘、手足のしびれ、動悸、めまい、胸やけ、頻尿など。

そして精神的には、不眠、憂うつ、イライラ、集中力や記憶力の低下、倦怠感、不安、意欲の低下などといった一般的なうつの症状が現れます。

なお、これはすべての症状に関係することですが、痛みにはぜひ注意してください。うつに罹患すると、身体のさまざまな箇所に痛みが出現する場合が少なくありません。心の症状ではないからと油断していたら、症状がどんどん悪化してしまう、そんな恐れがあることをぜひ心に留めておいてください。

身体と心は非常に深いところで結びついているということです。

夫婦間の問題について

夫婦間の問題がストレスとなり女性にのしかかる問題について簡単に触れます。

ひとつには、アルコール依存の問題を挙げることができます。

「キッチンドリンカー」などの呼び方を聞いた方も多いかもしれませんが、主には家庭に閉じ込められた（と感じる）主婦が陥りやすい問題です。

ストレスを紛らわせるためにお酒の力を借りる。

それが長期間続くと、「酔っていない」状態が恐ろしくなってしまう。そのため、毎日ひたすらお酒を飲むようになり、最終的にはアルコール依存の状態へと陥ってしまう。

このような女性は、たとえば、本当は仕事を続けたかったのに夫の専業主婦願望により断念せざるを得なかった、あるいは、専業主婦であることは自分も望んではいたものの、夫は毎日帰宅が遅く会話する時間もほとんどない、そんな想いの積み重ねによって非常に強いストレスを感じています。

ゲームが脳に高揚感をもたらす子どもの場合とメカニズムは同じです。

あるいは、珍しいところでは「カッサンドラ症候群」と呼ばれる症状があります。

これは夫がアスペルガー症候群を抱えているケースで、自分の話を理解してくれない、そのことが強いストレスとなって、心や身体に症状が現れるというものです。

カッサンドラとはギリシア神話に登場する女神の一人で、アポロンの一方的な愛を拒んだ呪いにより「誰からも信じられない」という不遇に追い込まれました。

このようなケースの多くは、夫が妻の問題に気づいていません。女性だけが、自分に問題があるのではないかと悩み、苦しんでいる場合がほとんどです。

これらの症状を、女性だけで解決することはできません。

その分、夫婦そろって診察を受けることによって解決した例がたくさん存在します。大切なのは相互理解です。そのために、まずは専門医に相談することです。私自身は、夫婦の問題と思われる場合は必ずそろって診察してもらうよう勧めています。

一人よりは二人がいい、まさにそのための夫婦ということです。

診察や治療において心がけていること

女性に特有である点に最大限配慮する

ここまで見てきたように、女性には女性特有の心の病があります。

より厳密にいえば、女性に特有の入り口というものは複数存在します。

何より心がけるべきなのは、そのような「女性に特有である」という点を理解し、それに最大限配慮することです。

心の病を解決するには、原因の根を正確に特定することが不可欠です。

そのためには、オープンな心で自分を開示してもらう必要があります。

「自己開示」という言い方もありますが、治癒の可能性はおおむね、開示された情報の質と量に比例しているといって差し支えありません。

他方、私がそうであるように、精神科の医師はまだまだ男性の職場です。

近年では女性の専門医が経営するクリニックも増えてきていますが、数の上では決して十分であるとはいえません。

女性が男性に悩みを打ち明けることには抵抗があります。

それは逆の場合を考えれば容易に想像ができますし、どれだけ真摯に想像したとしても、女性に特有の苦しみを男性が十全に理解することは困難です。

だから私のクリニックでは、女性の専門医を配置しています。

女性が安心して、何の心配もなく悩みを打ち明けることができる。

そのための環境づくりを考えています。カウンセラーにも当然に女性がいます。そうした配慮なくして、十分な解決を行うことはできないと考えているからです。

特に夫婦間の問題については、心だけではなく身体の問題も関係してきます。

そのようなデリケートな問題を異性の医師に話すことには抵抗があって当然です。

仮に私が女性を診察することになった場合は、デリケートな部分に関する問題について、決して単刀直入には尋ねません。

そこに問題のあることが疑われても、この態度は変わることがありません。

初診時に話が出なければ2回目、それでも無理であれば3回目。

何があっても焦ることなく、患者さんから言葉が出てくるのを待つことが基本です。問題を解決するはずのクリニックが、新たなストレスの原因となってしまう、そんなことは絶対に避けなければならないからです。

大切なのは、「答えさせる」ことではなく、患者さん自らが「話す」ことです。

その点について、次の項でさらに掘り下げていきましょう。

「話す」ということへの理解

絶対ということではありませんが、「うつになりやすい人」がいます。

まじめで几帳面、何でもきっちりとこなさなければならない、と考える人です。

外では仕事で重要な役割を任され、家庭では母親として子育てを一手に担い、さらには、妻として夫に配慮することをも要求される。

しかも、それらの役割をすべて完璧にやり遂げようと試みる。

スーパーウーマンのように見える人はいても、現実にそのような人はいません。日々の負荷が積み重なって大きなストレスとなり、知らず知らずのうちに心を少しずつ、しかし、確実に蝕んでいきます。

このような女性の患者さんに対してできることは何か？

まじめで几帳面で完璧主義。だからこそ、何か上手くいかないことがあれば、彼女たちは基本的に自分を責めます。

自分の努力が足りない、もっと自分はできるはず。

そんな思い込みのせいで、さらに自分自身を傷つけていく。

どんなに強く見えても、女性は感受性の強い生き物です。男性には見えない世界の姿が、女性の目にはしっかりと見えている場合があります。

見えたことや感じたことを、身近な男性である夫に話す。しかし、夫には妻の見えている世界の形が感じ取れない。そのようなすれ違いやミスコミュニケーションを重ねるうちに、妻は次第に「話す」ということから遠ざかっていきます。

言葉にならない思いは次第に滓のように心の奥に積もっていきます。

彼女たちのストレスは、そのように積み重なった滓に起因しているケースがほとんどといって差し支えありません。

だからこそ、彼女たちが「話す」ということに理解を示すことが大切です。

100パーセントの理解はできなくても、何があっても最後までしっかり耳を傾ける、その姿勢を医師として明確に示す。

話してもよいのだという安心が、問題解決のたしかな糸口となります。

診察のはじめはうつむいたまま、ひたすら自分を責め続ける患者さんがいました。

私は彼女に、「ここでは自分を責める必要などない、思っていることをすべて、残さずに吐き出してかまわない」、そう繰り返し伝えました。

そんなやり取りを何度か重ねたある日、彼女はまさに堰を切ったように話し始めました。

すべての負担を自分が背負っているように感じていること、家事や子育てにはまったく興味を示さない夫への不満、反抗期を迎えた子どもとの向き合い方への不安、等々……。

そんな彼女の姿を目にしながら、私は少なからず安堵を覚えました。

思いの丈を「話す」ことができれば、そして「話す」量が多ければ多いほど、心の問題は確実に解決へと近づきます。

だからこそ、無理に答えを引き出そうとはしないこと。

患者さんが自らの意思で、自由に話したいと思える雰囲気を作り出すこと。

女性の患者さんと向き合うときに、私はいつもこのことを大事にしています。そうするために女性の医師が必要であれば、適切にアサインすることにしています。

子どもは、話したくても話せない。

大人は、話すことはできても話さない。

特に女性に対しては、まさにその豊かな感情に配慮することが重要です。理屈ではなく、まさに心でこちらも向き合うこと。その点を何より大切にしています。

実際にあった事例から（Bさんのケース）

Bさんの症例について

ここでは、同じく私がこれまでに経験した女性の事例の中から、みなさんの理解に役立つケースを取り上げます。刺激的なケースではありますが、しっかりと考えておくべき事柄を多分に含んでいると考えています。

これも繰り返しになりますが、個人情報保護やプライバシーへの配慮といった観点から、相応の修正を施しています。悪しからずご了承ください。

Bさん（27歳の女性）、両親と離れて一人暮らし。独身。

地方の出身で、東京へは大学進学と同時に出てきた。

厳格な両親からは、子どもの頃からずっと、何か問題が起こるたびに「自分の何が悪かったのかを考えろ」と強い口調でいわれてきた。

成長するにつれ、そんな両親と口をきくのが面倒になり、進学を機に家を離れることを決意した。その分、勉強を頑張り、学校でも模範的な生徒として過ごした。両親に何かを指摘される隙を与えない、それだけを常に意識してきた。

大学でも真面目に講義に出席し、成績も良好だった。

その甲斐あって、希望していたマスコミ関係の会社にも就職することができた。

しかし、入社して4年目に入った頃、上司の男性に好意を持たれた。Bさんとしては単に仕事の相談をしているだけだったが、それを相手は自分が個人的に頼られている、好意をもたれていると誤解したようだった。

会社での会話は、仕事のことからははみ出していき、上司は自分の理想としている結婚のイメージや自分の両親のこと、将来の展望などを一方的に語るようになってしまい、不気味だと思ったため、Bさんは少し距離を置くように努めた。

しかし上司からはBさんを責めるような過激な内容のメールが届くようになってしまった。

それでも無視を続けていると、ある日会社の前で待ち伏せしている相手の姿を発見した。女性の先輩に事情を話し、その日はタクシーで一緒に帰宅してもらった。

翌日その上司の上司（男性）に相談したが、まともに相手にしてもらえない。

やがて待ち伏せ場所は自宅前へとエスカレートし、ドアをノックする音が響き、さらに激しい罵る言葉がメールで送られてくるようになった。

大学時代から付き合っている彼に、やっと事の顚末を打ち明けた。

「別に何かされたわけじゃないんだろ？　気にしすぎだよ。それに、自分のほうから相手の気を引くこと言ったんじゃないの？　取材のために」

その言葉を耳にしたとき、心が折れた。

部屋の外に出るのが怖くなり、会社には行けなくなってしまった。

不眠やめまい、夜になると幻聴に襲われ、明け方になってやっと少しだけ眠れるという日々が続いた。体重が激しく減少し、肌は荒れ、鏡に映る姿は別人だった。

しばらくして、やっと両親がBさんの変調に気づいた。

東京に出てきてBさんの部屋を訪れ、顔を見るや否やその異常さに気づき、そのままクリニックにBさんを連れてきた。


多かれ少なかれ、このような悩みを抱えている女性がいます。

自分に原因があるのではないかと考え、誰にも相談することができず、あるいは、勇気を振り絞って相談しても、逆に心ない言葉を投げかけられる。

このような悩みに応えるのも、もちろん私たちの役目です。

声なき声を、たしかな現実の声へと変えていくことで、問題解決に近づける。

そのための対処について、次に見ていくことにします。

Bさんのケースへの対処

先にも述べたとおり、初診時には両親がBさんを連れてきました。

本人との面接に同席したがる母親を何とか制止し、二人だけで話を聞くことにしました。

女性の医師がいなかった時間帯ということもあって、私が担当することになりました。

基本的に、私のところを含め、多くのクリニックは予約制を採用しています。

その意味では、Bさんの受診を断ることもできたのですが、その雰囲気が、事態がひどく深刻であることを告げていたので、急ではありましたが診察を行いました。

最初はなかなか口を開こうとしません。

ギリギリ絞り出される言葉は「私が悪いんです……」の一点張りでした。

よいか悪いかを判断する前に、仮に自分が悪いと考えるのであれば、それはなぜなのか？　まずはその理由を語ってもらうことにしました。

まるで能面のような表情、しかし両目から涙が一筋頬を伝いました。

ストーカー行為に苦しんでいることを、何とかBさんは私に語ってくれました。

問題がそれだけではないこと、仮に表面的な問題が上司のストーカー行為であるとして、それがどうしてここまでの事態を引き起こしてしまったのか？

その答えに問題の根があることは専門医として容易に想像がつきました。

しかし、その日はそれ以上のことを尋ねないようにしました。

強めの睡眠導入剤を処方するので、まずはしっかり眠ること。さらに、できればいったん両親の元へ帰ることを提案しましたが、Bさんはそれを強く拒みました。

両親は当面のあいだホテルに滞在し、Bさんの様子を見守ることになりました。


その後のヒアリングにも、両親には同席してもらわないことにしました。

Bさんが拒んだことも理由ですが、そこに問題の根があると判断したことがより大きな理由です。専門医として必要と判断した場合、ご家族の意思とは異なる方針を採用することが十分にあり得ます。

何度か面接を繰り返すうちに、Bさんに表情が戻ってきました。

そして、幼い頃からの両親との関係性についても語ってくれるようになりました。

途中からは、カウンセラーが適切にアドバイスを重ね、「Bさんは何も悪くない、自分を責めない考え方に慣れていこう」、そのように支援をしていきました。

さらに、両親との向き合い方についてもディスカッションを行いました。

困ったときに、本来であれば頼るべき存在に頼ることができない。いやむしろ、そこから自分を遠ざけようとしている。

両親との関係性が、明らかにBさんのトラウマになっている。

「できることならば、そのトラウマを払拭したいと考えている」と私は言いました。そして私から両親に相談することも可能であると提案しました。

しかし、「それは自分でやります」というのがBさんの答えでした。

睡眠導入剤の処方によって睡眠時間を確保し、また、抗うつ薬が奏功したこともあって、Bさんはかなりの改善を見せました。

両親との関係は依然として不安なままですが、一応の目途はつきました。

恋人とは今回の件をきっかけに別の道を歩む決断をしたとのことです。

このケースでは、とにかく質問を重ねることを控え、Bさんから話し出すのを待つという方針を徹底しました。

特に家族との関係は、本人にしかわからない複雑な要素があるからです。

Ｂさんはまじめで几帳面で、それまでの人生をすべて自分の力でやり遂げて生きてきた、それ自体は立派なことですが、裏を返せば、うつになりやすい生き方を選んできました。

無論、そこにはそうするしかない悲しい背景があったわけです。

クリニックを受診するタイミングとしては、正直、ギリギリのところだったと思います。

これがもう少し遅れていれば、自傷行為のリスクなどが高まり、最悪の場合、自殺という、もっともあってはならない結末も想定されました。

その意味で、両親が気づいたことにはわずかな救いがあるようにも感じています。

今後のＢさんの人生に幸多からんことを、今も陰ながら祈っています。

不安を抱えるみなさんにお伝えしたいこと

とにかく、自分を責めないで

Ｂさんのケースが象徴するように、まじめな人ほどうつになりやすい現状があります。

より正確にいえば、責任感が非常に強く、あるいは、何事もすべて完璧にこなさなければ気がすまない、そんな心の傾きがうつを呼び寄せてしまうのです。

もちろん、どんな人の心にも一定の傾きが存在します。

そして、まじめさという傾きは人生にとっての美徳のひとつです。

しかし、それが行き過ぎてしまうと、せっかくの美点も鋭い刃に変わり、それが他ならぬ自分自身に向かって襲いかかることになります。

そんな女性のみなさんにお伝えしたいのは、とにかく自分を責めないで！　ということです。

何かの問題が起こったとき、原因を考えるのではなく、解決策を考えること。

誰が（あるいは、何が）この問題の原因であるのか、そんな「犯人捜し」をする代わりに、解決策の発見にしっかりと時間を使っていきます。

子どもが反抗期を迎えるのは自然なことです。

むしろ、そうでなければ自我を鍛えて大人へと成長することができません。

あるいは、夫がきちんと向き合ってくれないときも、妻自身が悪いわけではなく、主に夫の態度に問題のある場合がほとんどなのです。

「なぜ私は向き合ってもらえないのか？」ではなく、「なぜ彼は向き合おうとしないのか？」、そんな形で主語を転換することが、この種の問題には必要とされます。

ちなみに、夫自身はしっかりと向き合っているつもりでも、それがあくまでも男の目線で向き合っているにすぎない場合、言い換えれば、妻が本当に何を求めているのか、夫の側はまったく気づいていない、そんな場合も少なくはありません。

また、常に「上から目線」で接する夫が多いことも事実です。

こうしたケースが妻だけの問題にさせられてしまうことに、私は大きな問題を感じます。無論、多少の自戒の念を込めています。

同じ男性として、夫のみなさんにもぜひ留意していただきたいところです。

さらに、仕事で悩んでいる方。

期待されている役割が十分には果たせないと悩む必要などなく、その役割を与えたほうに責任があると考えてもいいのです。

ストーカー被害に遭っているのに「自分が気を引いた」などという相手とは、きっぱりと縁を切ってしまえばよいのです（もっとも、その相手が親である場合は、なかなか簡単にはいかないと承知していますが）。

何度も繰り返しますが、大切なのは自分を責めないこと。

もちろん、周囲の親切な人たちは、みなさんのことをしっかりと助けてくれるでしょう。

それはとてもありがたく、かつ重要なことであるといえます。

ですが、本当に自分を守れるのは誰でしょうか？

みなさんの悩みを、誰よりもよく知っているのは誰でしょうか？

私がいうまでもなく、それは他ならぬみなさん自身です。だから私は思うのです。自分が自分を信じなくて、自分のことを守らなくて、誰が守ってくれるのかと。

たしかに、これは口でいうほど簡単なことではありません。

わかっているのにできない、そんな場合だってあることは十分に理解しています。

それでも、自分で自分を肯定できずに苦しんでいる人を今まで何人も目にしてきました。

そのたびに、本当にもどかしい気持ちになりました。

だからこそ、青臭いのを承知でこんなことをいっています。

自分を肯定する。自分のことを、ほんのちょっとでよいから誉めてあげる。

反抗期の子どもに一瞬でも笑顔が見えたのはあなたが頑張ったから。夫が一言でも声をかけてくれたのは、日頃からのあなたの努力の成果。そして難しい仕事が少しでも前進したのなら、それは間違いなくあなた自身の力によるもの。

そんな方向へと、心を傾ける習慣を身につけること。

最初は本当に小さなハードルでも構いません。大切なのは積み重ねです。それをやがてたしかな力に変えていくことです。

それでもやっぱり難しい、もちろんそれでもかまいません。

そんな場合には、次のステップをみなさんと一緒に考えていくことになります。

やはり、信頼できるクリニックを見つけるということ

自分だけの力ではなかなか前向きにはなれない。

そんなときには、やはり次の勇気を持つことが大切です。

メンタルクリニックの扉を叩き、専門医に相談し、一緒に問題の根を探り当て、そして、解決への道を共に模索していく。

少し古い例になるかもしれませんが、毛利元就の三本の矢。

みなさん一人ひとりが一本の矢であるとすれば、専門医はもう一本の矢です。さらには、カウンセラーや薬というもう一本の矢がそこに加わります。

すでに何度も述べたように、心の病にはチーム医療が欠かせません。

自分という矢を信じることはもちろんですが、問題が大きい場合には、一本だけでは少し心許ない。そう思ったら迷うことなく二本目、三本目の矢を探しにいきましょう。

それが私のクリニックである必要はまったくありません。

医師と患者さんとの関係性（カウンセラーと患者さんも同じですが）においては、何よ

り信頼関係が重要です。

だからこそ、自分に合った相手と出会うこと。

心から信頼できる専門医やカウンセラーに巡り合うこと。

最初に行った先が自分には合わないと思ったなら、クリニックを替えるという選択肢も考慮に入れてください。医療の側に気を遣う必要などまったくありません。


変ないい方にはなりますが、クリニックがストレスになるケースも存在します。

信頼感や安心感を抱けないまま、時として、クリニックを替えることはマイナスだという誤ったメッセージに惑わされ、まったく症状が改善しないといった声をよく耳にします。

味方であるはずの存在や場所が、かえって逆の効果を与えてしまう。

そのような事態だけは、何としても避けなければなりません。

もちろん、ほとんどの専門医は患者さんのために最善を尽くそうと日々努力を重ねています。しかし、人間にはどうしても相性というものがあり、私自身にしたところで、すべての人に受け入れられるなどといった自信は微塵もありません。

私に信頼感を抱けなければ、他の医師を求めていただいてまったく構いません。

大切なのは心の病が回復することです。みなさんの悩みがなくなることです。

もしも、そうした大切な目的よりも自分のエゴを優先する、そんな医師がいたとすれば、私はその人物を激しく糾弾することになります。

幸いにして、私の周りにそのような医師は一人もいません。

そして、こんな私の思いがただの杞憂に過ぎないことを強く祈っています。

いずれにせよ、こうした悩みにしたところで、まずはクリニックのドアを開けなければ、問題は少しも前へ進みません。

私が願うのは、心の病に苦しむ女性が少しでも減ることです。

まじめで几帳面で完璧主義、その美徳が正当に評価されるようになることです。

自分ではどうやら解決できそうにない、そんな気持ちを少しでも抱いたなら、勇気と共にクリニックのドアをノックしてください。

多くの専門医が、みなさんのことを待っています。

5章

働く人の仕事と
人間関係の悩みに

働く人によくみられる症状や疾患

働く人が陥りがちな考え

ここからは働く人の中でも特にビジネスパーソンの問題に入っていきます。激化するビジネス環境のなかで、多くの方が心の問題に苦しんでいます。後述するように、あるいはこれまでの記述からもわかるように、それは決してその人の心が「弱い」わけではなく、だからこそ、断じて「負け組」のような扱いを受けることがあってはなりません。

しかし、クリニックを訪れる多くの方がそのような不安を口にします。

「ここで休むと出世に影響する」

「これまで必死で頑張ってきたことがすべて無駄になってしまう」

「周りから駄目な奴、弱い奴だと思われたくない」

このような発言が多く出るということは、残念ながら、日本の組織の多くに集合意識、言い換えれば偏見がまだまだ残っているということです。

うつになる人間は心が弱い、だから組織のなかで要職を任せられない。

プレッシャーに負けるような人間に重要な仕事ができるはずがない。

何かあればすぐに休む、そんな心構えで十分な成果を出せるはずがない。

このような偏見の背景には、「自分だって苦しいなかで頑張っているのに」などといった意識が隠れていると私は考えます。

自分は諦めずに頑張っている、でもアイツは簡単に諦めた、ズルい。

自分自身が何者であるかよりも、他者との関係性や比較のなかで自分自身を評価する。

あるいは、そのようにしか自分のことを評価できない。

それが日本に特有とまでは断言できませんが、非常に多くみられる思考パターンです。

だからこそ、心に負担を抱えた人を労るよりも、労ってもらえない自分のことを優先して考えてしまう。それが知らず知らず相手に対する非難へとつながっていく。

それがまたさらなる心の負担となって苦しむ人にのしかかっていく。

「そんな悪い連鎖をそろそろやめませんか？」

私は心から、そう呼びかけたい気持ちになっています。

心に病を抱えた人は、そろって次のような言葉を口にします。

「私は病気なんですか？」

厳密にはそのとおりなのですが、しかし私はこう答えます。

「いえ、あくまでも頻度の問題だとお考えください」

誰にでも眠れない夜があります。抱えている問題の重さに不安になるときがあります。それらが少しだけ頻繁に現れる。だから頻度の問題と呼ぶことができます。

誰でも喉が乾燥して咳をすることがあります。

しかし、咳が止まらないレベルになるとカゼと診断されます。

病気とそうではない状態の違いとは、往々にしてそのようなものである場合が少なくありません。私はそのことを、率直に伝えるようにしています。

もちろん、「病気」と呼ばれることへの抵抗が大きいのも理由です。

心に負担を抱えて訪れた方が、さらに私の言葉で不安を大きくする。そんな事態だけは何があっても避けなければなりません。

ビジネスパーソンが抱える症状のほとんどは抑うつ状態、もしくはうつ病です。

前者であれば、通院しながら会社を休まずに対処できる場合もあります。しかし後者の状態まで進んでしまうと、一定期間仕事を休んで療養する必要があります。

ストレスの根である仕事や職場から遠ざかる必要があるのです。

うつの症状についてはこれまでにも触れてきましたが、改めて整理すると、心の面では**気分が沈む、喜びが減る、意欲が低下する、自分を責める、何事も面倒になる**。

そして身体の面では**不眠、頭痛、めまい、動悸、耳鳴り、食欲減退、疲労感・倦怠感、肩こり、腰痛**などなど。

特に注意しなければならないのは肩こりや腰痛などの傷みです。心の問題とはまったく関係がないと見過ごされてしまうケースが非常に多く見受けられます。

痛みが最初のサイン、もしくは悲鳴であることは決して珍しくはありません。

だからこそ、それが長期間続く場合には注意が必要です。

心の病に起因する痛みは、マッサージにどれだけ通ったところで解消しません。むしろ短期的に効果があったと感じることで、さらに症状を悪化させる懸念があります。

マッサージの効能を認めるからこそ、かえって問題解決が遠ざかることを恐れます。

もしもそのような方が本書をお読みになっていたら、一度近くのクリニックへの受診を強くお勧めします。

その他の事例、アルコールとの関係について

ここでは必ずしも一般的ではない事例について簡単に紹介します。

私が体験したケースに、自分の名前を書けなくなったという患者さんがいました。

ある大きな組織で管理職の重責を担っている方で、その症状が現れたのが、主賓として出席した部下の結婚式の披露宴。

近頃、なかなか疲れが抜けないとは感じていたようです。

仕事は毎日忙しく、特に上席の役員が厳しい人で、厳しい言葉を浴びせられることも、決して珍しくはなくなっていました。

それでも、できるところまでは出世したいという気持ちがあったといいます。

だからこそ、何があっても負けるわけにはいきませんでした。

そんな日々のなかで、その方は結婚式の披露宴の受付名簿に自分の名前を書けなくなります。

これだけ読むと嘘のように思えるかもしれませんが、実話です。本人はもちろん非常に動揺し、一種のパニックのような状態に陥りました。

当然のことながら、受付に控える部下から不思議そうな視線を向けられます。

その場は何とか取り繕い、そして挨拶までの間にウエルカムドリンクをたくさん飲んで無理やり気分を高揚させ、何とか挨拶を無事にこなしました。

それから後の結婚式の披露宴の記憶は、十分には残っていないとのことでした。

このような症状のことを「パニック障害」と呼んでいます。

この方は、名前が書けなくなったからパニックに陥ったのではなく、日々のストレスに加えて、主賓としての挨拶という大役へのプレッシャーによって心の負荷が限界を超え、すでにパニック状態に陥っていたものと考えられます。

だからこそ、受付で自分の名前が書けなくなったのです。

このようなケースは珍しい部類に入るといって差し支えありません。

しかしながら、重畳する強いストレスによって、それまで当たり前にできていたことが突然できなくなってしまったのです。そのようなケースは確実に存在します。

ストレスとはそれほど恐ろしいということを、どうぞご理解ください。

なお、この方のように、多量のアルコールを摂取することで問題解決を図ろうとする気持ちはわかりますが、専門医の立場からいうと、これは明らかに誤った選択です。

心の病にアルコールは、百害あって一利なしです。

「でも、酒でも飲まなきゃやってられないんだよ！」

そんな言葉を浴びせられたこともあります。その心情も理解します。

しかし、そう思うこと自体がすでに、病の状態にあるということなのです。

適度に楽しく飲むお酒は楽しいものでしょう。だから飲酒をすべて否定するつもりなど毛頭ありません。それでも、心が疲れているときだけは別です。

何よりアルコールは、大切な眠りを浅くしてしまいます。

だからこそ、身体だけでなく心の疲れまでもが取れないのです。

このように書くと、不安を覚える方も多いかもしれません。しかし、いたずらに不安を煽るつもりはまったくありません。多少なりとも思い当たる方は、クリニックへの受診をご検討ください。一日も早く、疲れた心に安らぎを与えてください。

診察や治療において心がけていること

「私、病気なんですか？」

ここからは、ビジネスパーソンとの面接などで心がけていることをお伝えします。

前項でも簡単に触れましたが、そこに立ちはだかるのが、「私、病気なんですか？」が象徴するこの国の偏見です。

この偏見はとても根強く、多くの働く人を蝕んでいます。

身体の病気に対しても、もしかしたら同じ偏見が向けられているかもしれません。

少なくとも私の患者さんからは、そのような印象を強く受けています。

女性の病のところでも同様の視点で説明しましたが、うつになるビジネスパーソンにも一定の特徴が見られます。

まず、一生懸命に頑張る努力家であること。

そして、細部までいい加減に終わらせることのできない几帳面さがあること。

仕事、部下の人生、家族の生活、あるいは自分自身の出世、そうした自他への使命感や責任感が誰よりも強いということ。

だからこそ、誰かに頼るという選択ができないこと。

40～50歳代の、組織でも家庭でも大きな責任を任される世代。ただでさえ心にかかる負担は大きいに違いありません。そこに性格的な特徴がさらに負荷をかけてしまう。

例えは悪いですが、半ば自分自身が自らを追い込んでしまう。

そのようなケースが、最近ではことのほか増えてきていると感じています。

「私、病気なんですか？」

「いえ、あくまでも頻度の問題だとお考えください」

病気だと断罪してしまうことは、疲れた心を抱えクリニックを訪れた人に、さらに強い負荷をかける恐れがあります。

これまで必死に耐えてきた生きざまに、十分配慮しなければなりません。

ビジネスパーソンとの面接において何より心がけるべきは、マイナスの雰囲気にしてしまう言葉をできるだけ使わないようにすることです。

あなたが弱いわけではない、ただ少し心が疲れているだけです。

骨だって強い負荷がかかれば骨折する、しかし治療することでちゃんと元に戻る。

日本人は「心が折れる」という表現をよく用います。ある意味、そのように捉えるのは間違いではありません。

しかし、骨折はほとんどの場合、しっかりと骨がくっつき、回復します。

しかも骨折には、折れた箇所の骨が以前よりも強くなるという特徴もあります。

心は折れる、しかし元に戻る。そのようにして戻った心は、以前に比べて広い意味での強さを増すことができる。そのように考えることはできないものでしょうか？

折れた心の行方を、肯定的に捉えることはできないでしょうか？

これは偏見を向ける周囲の方々だけでなく、心に病を抱えた本人に対しても行っている呼びかけです。真剣に考慮いただきたいと思っています。

診察と治療における留意点

働く人のストレスは仕事に起因している、そう考えるのは自然です。もちろん家庭内のストレス、夫婦間の不仲や子どもが荒れているといった問題、それらも働く世代の心に負荷を与える重要な要素です。

ここでは、どちらがより深刻かを議論するつもりはありません。

診断の問題として、ここで私が挙げたいのは、一口に「仕事のストレス」といっても、そこにはいくつかの種類があるということです。

具体的には、仕事のなかの何がストレスになっているのか、という問題です。

多くの患者さんに接していると、働くという行為に伴って、実に多様なストレスの根があることに気づかされます。

仕事そのものがハードであるというのは一番わかりやすい例です。

自分のレベルを超えた難しい課題が与えられている、あるいは、長時間の残業なしには終えることのできないノルマが課されている。

それを無理にこなそうとすると心が過負荷の状態へと陥る。

また、長時間労働そのものが負荷になることはよく知られています。

さらに、「ハラスメント」という言葉が象徴するような職場の人間関係、特に上司との人間関係はビジネスパーソンの心の状態を大きく左右します。

何事にもいい加減な先輩がいる、生意気な後輩がまったく言うことを聞かない。責任感の強い人ほど、こうした存在を見過ごすことができずストレスを感じます。

それ以外にも、通勤の電車が不快だ、職場の座席の位置が気に入らない、空調が夏には寒すぎ、冬には暑すぎる。

そのようなことを訴える人も、患者さんのなかには存在します。

もちろん、本当の問題の根は別のところにあって、それがたまたま今挙げたような事をきっかけに症状として出ただけなのかもしれません。

いずれにせよ大切なのは、ストレスの原因は仕事とはいえさまざまであること。その本質をしっかりと見極めなければ、適切な診断ができないということです。

だから私は、さまざまな角度から質問を重ねます。

たとえば、仕事の量が多すぎてストレスだという患者さんには、「その状況が改善すれば、あなたの心の負担は軽くなりますか？」と尋ねます。

そうすると、なかには考え込む人が出てきます。

仕事の量とはまた別の、人間関係の問題が出てきたりもします。

基本的に話を聞くことが前提ではありますが、ビジネスパーソンの心の悩みは自分でもそれと気づかないところに潜んでいる場合が少なくありません。

あるいは、わかっていても認めたくないというケースも多く存在します。

もちろん、詰問するなどといったことは絶対にありませんが、医師として納得いくまで質問を続けます。

そのようにして問題の根を特定しなければ、解決法が見いだせないからです。

本当は上司との折り合いに問題があったのに、それが会社に伝わることを恐れて仕事の量の問題だと訴える。仕事の量を減らしてもらうよう医師が指示し、会社もそれを認め、量的な負荷は緩和される。しかし、本人のストレスは減るどころか、むしろ増している。

こう書くと笑い話のようですが、実際にあった事例です。

真因である上司との関係が改善されていない以上、当然の帰結であるといえます。

この患者さんに本来必要だったのは、上司との関係を改善すること、場合によっては会社をしばらく休むなどして、心のバランスを回復することでした。

このようなミスマッチを起こさないことが、診断においてはもっとも大切です。

だからこそ医師は、できるだけ多くの情報を得ようと試みるわけです。

真因にたどり着くことができれば、治療はさほど難しくありません。症状は重い場合は何より休養を取る。そのことによって心のダメージを回復する。心の安定の回復のために薬を処方する場合も少なくありません。

しかし、睡眠をサポートし不安を抑える、危険なものはまったくありません。ストレスの根と向き合うのはそれから先のことになります。

心の負荷が取り除かれ、冷静に状況を判断できるようになってから、具体的な対処法を打ち合わせていくことになります。組織の在り方によっては、転勤や転属などができない場合もあります。そのことがかえって、本人の負担になるケースもあります。

絶対的な正解はないと肝に銘じて、常に患者さんにとっての最適を心がけることが、私たち専門医にできる唯一のことなのだと考えています。

実際にあった事例から（Cさんのケース）

Cさんの症例について

ここでも、これまでと同様に私が実際に担当したケースを紹介していきます。

このケースは、ある意味では現代のビジネスパーソンに典型的な例であるともいえます。頑張り続けるという強い思いが、かえってマイナス方向に作用してしまった。

心の病に苦しむ方々にとって、多くの点で参考になるのではないかと考えます。

Cさんは当時45歳、大きな会社で管理職の重責を担っていました。

家族は奥様と、まだ小学生の長男。全国転勤のある会社には宿命的ですが、東京に家族を残し、関西のある大きな都市に単身赴任の状況にありました。

本人は明言しませんでしたが、言葉の端々からは高い論理性が感じられ、状況の説明も的確。

きっと仕事のできる人なのだろうという推測は難しくありません。また、Cさんの年齢とポジションとを比較すれば、順調に出世していることは明らかでした。

「それでも、マラソンにたとえれば、先頭集団の後ろのほうですけどね」

Cさんはそんなふうに自分のことを評価していました。

ご自身の分析によれば、ストレートに物を言う性格が組織では災いしているとのこと。

相手が上司でも、おかしいと思ったことは「おかしい」と意見する。そのような姿勢は部下から好感をもって眺められ、理想の先輩や上司のように慕われてきました。

しかし、上からの評価はそうではない。

Cさんが仕事を頑張れば頑張るほど、上下の評価が分かれていく。

40歳をすぎ管理職に昇格した頃から、そうしたジレンマを強く抱えるようになったとCさんは考えています。それでも、仕事のスタイルを変えることはできません。何より、大切な部下からの信頼を失うことはできませんでした。

Cさんがマネージャーを担う組織はどんどん成果を出していきました。

にもかかわらず、成果を出していない組織の人間がどんどん評価を受けていきます。

それでも、その時の上司が理解のある人で、Cさんの自ら切り開いていく力を信用し、大きな役割を与えてくれ、また上司も個人としては十分評価もしてくれました。

何とか、Cさんは自分を会社につなぎとめることができていました。

しかし、そんなCさんに重大な出来事が起こります。

東京に残してきた子どもが重い病気にかかり、一時は生死の境をさ迷いました。何とか回復を見せましたが、再発のリスクも残るなか、自分は離れた土地で仕事を続ける。

家族を心配する気持ちから眠れなくなり、フラッシュバックも頻繁に起こる。

何とか眠るために、毎晩のように多量のアルコールを摂取する。

そんな状況がしばらく続いたあと、信頼してくれていた上司が転勤し、その人とはまったく正反対のタイプの上司に仕えることになりました。

自分のいうことが絶対、そして好きな言葉は「統制」。

Cさんの仕事の進め方は逐一批判の的となり、叱責を受ける時間が増えました。

やがてCさんは、会社に自分をつなぎとめていた最後の糸を見失います。

会社と提携したクリニックで処方された睡眠導入剤をストックし、アルコールの勢いを借りて大量に摂取。しかし、意識が薄れていく直前、ギリギリのところでCさんは何とか自力で救急車を呼びました。

次に目が覚めたとき、病院のベッドの横には奥様の姿がありました。

会社には休暇届を出し、東京に戻ってきたCさんが私のクリニックを訪れました。

明確な意思はなかったとしても、希死念慮といって自殺を企図したところから、Cさんの症状はかなりのところまで進んでいることが認められました。

命が助かったのは幸運による部分も多くあり、最悪の事態も起こり得たといえます。

このようなケースにどう対処していったのか、次に見ていくことにします。

Cさんのケースへの対処

Cさんに明確な意図があったかどうか、今も定かではありません。

本人も同じように感じていますし、だからこそ、正常な判断がまったくできない場所へと追い込まれていた様子をうかがい知ることができます。

いずれにせよ、希死念慮といって自殺を企図した外形は存在します。

ちなみに抑うつ状態や軽度のうつ病では、希死念慮といった状態にまで至る症例は決して多くありません。その意味でも、Cさんの症状の重さがわかります。

私は何よりまず、会社と上司から遠ざかることを指示しました。

東京の自宅に戻り、奥様のサポートを得ながら、子どもの顔を毎日しっかり眺め、心から安心した日々を送るよう求めました。

これはもう、奨めというレベルではなく医師の責任においての指示でした。

負担となっている要素をひとまず取り除き、心の平穏を取り戻すこと。そのためには薬の力が必要でした。不安を抑える薬のなかで、やや強めのものをCさんに処方しました。それをまずは3カ月間、欠かさず飲み続けることを約束させました。

奥様とも個別に面談し、確実なサポートをお願いしました。

症状がぶり返すようであれば、再び命にかかわる恐れがあったからです。

3カ月という時間の長さに、Cさんは驚きました。そしてそのすぐあとに、「いつ頃から仕事に復帰できるでしょうか？」と尋ねてきました。

その気持ちは痛いほどわかりましたが、私は心を鬼にして言いました。

「Cさん、これは少し長い闘いになります」

そう言うと、Cさんはすぐに何かを悟ったようでした。

しばし無言で考えたあと、このような言葉を口にしました。

「生き方そのものを見直せ、そう神様が言ってるんですかね」

そう語るCさんの表情には穏やかな笑顔が浮かんでいました。無論、本音は別のところにあったのかもしれません。それでも、私はCさんの笑顔を初めて目にしました。少なくともそのような気持ちになりました。

それからのCさんは、模範的な患者さんになりました。

薬を欠かさず飲み、空いた時間には散歩などで身体を動かし、できるだけ子どもと一緒に過ごす時間を持ちました。

仕事のことはすっかり忘れ、心を一度空っぽにし、日々を送りました。

Cさんは最終的に半年間、会社を休みました。

復帰に際しては、単身赴任はリスクが高いということで、自宅から通勤できる別の拠点へ転勤を願い出ました。幸いなことに会社もそれを承認してくれました。

「今となっては、これでよかったんだと思います」

最後にCさんは、私に向かってそう言ってくれました。

専門医として、これに勝る言葉はないと感じ、少しだけ胸が熱くなりました。

もっとも、Cさんのケースは非常に順調な例であるといえます。

Cさん自身がしっかりと気持ちを切り替えられたからこそ、私の治療も奏功したのだということができます。

残念ながら、すべての患者さんがこのように進むわけではありません。

復帰を急いだあまり、すぐまたクリニックに戻ってくる。そんなケースも存在します。

基本的に、医師に強制力はありませんので、最終的に決めるのは本人の判断となります。

Cさんの場合はその判断は望ましい方向で行われました。

このようなケースを少しでも増やすことが、私たち専門医の使命です。

Cさんを思い出すたびに、そのことをしっかりと意識するようにしています。

不安を抱えるみなさんにお伝えしたいこと

「あなた、うつかもしれません」

Cさんのケースを読んで、どのようなことを感じられたでしょうか？

自分にも思い当たる点がある、そんなことを思った方もいるのではないでしょうか？

ちなみにCさんは、症状がどんどんと悪化していく時期に、左半身にさまざまな異常が出現していました。左耳が常に外耳炎の状態にあり、なかなか治らない。いったん症状が治まってもすぐに再発する。耳の穴から膿がこぼれてくるほどのひどさ。

それに加えて、激しい肩こりや足の傷み。

どういうわけか、決まって左側に症状が出るとのことでした。

先にも述べたとおり、心の病は身体的な症状となって現れる場合が少なくありません。

それを単に疲れが抜けないとか、忙しいからとか、そのような判断で片付けてしまうと、最悪の場合、Cさんのような重篤なレベルに陥ってしまいます。

それを避けるためには、専門医の診断を受けること。

何もなければそれで構わない、安心を得るだけでも十分に価値があります。

身体に関していえば、毎年定期健診があり、異常があるかどうかというよりはむしろ、「異常がないこと」の確認のためにそれが用いられています。

しかし、心には残念ながら、そのような機会は設けられていません。

形式的なストレスチェックのようなものはあっても、それではまったく不十分です。


「あなた、うつかもしれません」

この言葉を、実はあまり軽く使ってほしくないと思っています。

なぜなら、周囲の人がこの言葉を用いるとき、そこには少なからず先ほど述べたような偏見が含まれていると感じているからです。

それでも、ここであえてこの言葉を持ち出しました。

それは、心に病を抱える方々に、少なくともその懸念を抱いている方々に、しっかりと自分自身を護っていくために、使ってほしいと考えているからです。

「あなた、うつかもしれません」

自分自身に向かって、まずはそのように問いかけること。

まずは自分のなかにある偏見から自由になる、そのためにこの言葉を用いること。

Cさんの身に起きたことは、実際にはすべての働く人の身に起こっても不思議はない、そのようなレベルの出来事だとお考えください。

明日はあなたが、いや、今もすでに、その芽が出ているかもしれないのです。

そのような可能性を少しでも感じていただければ本望です。

どうか自分事として、Cさんのケースをもう一度眺めていただきたいと思っています。

だからこそ、受診する勇気を持つということ

さて、自分事との認識が芽生えたら、あとはほんの少しの勇気をプラスするだけです。

ビジネスパーソンにとってのうつとはもはや決して珍しい出来事ではなく、誰の身にも等しく起こり得るものであり、したがってまったく偏見などを抱かれる問題ではない、そのように結論づけることができます。

心も体も含めて、病気は「負け」であるという誤った意識。

あるいは、人生の勝ち負けで考えてしまうような思考パターンそのもの。

私たちが生きている今という時代は、このような意識や思考パターンから自由になる、そんな態度を必要としています。

どうか働くみなさんにも、この点を理解していただきたいと思います。

昭和の時代には、「24時間戦えますか」と問うCMが普通にテレビで流れていました。今はそれを笑いに変えている、多くの人がそう考えています。

しかし、私たちの意識は本当に変わっているでしょうか？

あるいは、みなさんの意識は本当に変わっているでしょうか？

私のクリニックを訪れる患者さんたちを見ているかぎり、まだまだ変わったという確信を心から抱くことはできません。

ほとんどの方が、クリニックのドアを開けるまでに多くの葛藤を重ねてきた。

言葉を選ばずにいえば、それが偽らざる現状だといって差し支えありません。

それでも、Cさんのケースを見れば明らかなように、受診するタイミングが早いほど、回復までの時間も短く済みます。

飲む薬の量や、仕事を休む苦痛そのものが少なくて済みます。

そのことの意味を、どのように受け止められているでしょうか？

私が理想としているのは、うつがカゼなどの病気と同じく、私たちが当たり前にかかるものだという認識が広まることです。

もっといえば、メンタルクリニックに行くほうがむしろ健全だ。
そんな発想を多くの方が身につけている社会が実現することです。
内科などの診療科では、かかりつけの医師、開業医がいます。そうした医師がいること
が、特に高齢者などには安心の源となっています。
心の病にも、そのような認識を当てはめていきたい。
私たちのようなクリニックが、心の町医者のような役割を果たしていきたい。
そんなことを思っています。
そのためには、みなさん自身の勇気もまた必要になってきます。悩む側も支える側も、
共にフラットに心の病と向き合える、そんな時代が訪れますように。
すぐに受診できる勇気を、一緒に育んでいきましょう。

6章
未来に向けて取り組んでいくべきこと

誤解や偏見をなくす

遅れている日本の現状

いよいよ最後の章にさしかかりました。

本書を結ぶにあたって、私たちがこの国の未来のために、どのようなことに取り組んでいくべきなのか、その問題に入っていきたいと思います。

そのためにはまず、日本の現状を正確に理解することが必要です。

端的にいうと、心の病に対する日本の取り組みは、米国や西欧の先進国に比べて、かなり遅れているといわざるを得ません。

心の病が重篤化すると、希死念慮という自殺願望が生じることは先述のとおりです。よって、自殺に関する指標から各国の取り組みの度合いを比較することができます。

この7月に、厚生労働省が２０１９年度の『自殺対策白書』を公表しました。

その中で、WHOが2016年に発表したデータをもとに国際比較が行われています。日本の自殺率は、先進国の中ではロシアに次いで第2位。男女を合計すると、亡くなった人のうち約20パーセントが、自殺が原因であるとされています。

その数なんと2万1321人（2017年のデータ）。

これでも、ピークであった2003年の3万4427人からはかなり減っています。

そして、自殺の原因として多いのは圧倒的に健康問題です。

ここに心の問題が含まれているのかどうかはわかりませんが、それを測る指標のないことが、現状をよく物語っているように思います。

何より、15歳〜39歳の死亡原因のなかで自殺は依然としてトップに位置しているのです。

ちなみに、自殺者は減っているということを先に述べましたが、減少しているのは主に中高年の世代で、30代以下の若い層の割合はさほど減っていません。

このようなデータをどのように理解するべきなのか？

データにも当然に読み方があり、恣意的な解釈も一定レベルで可能です。

少しだけ触れましたが、健康問題に心の病が含まれているか否かが定かでないように、自殺と心の問題との関係性が定かではないのも否定はできません。

あるいは、日本と欧米との文化的なバックグラウンドの違い。

キリスト教の文化圏では、自殺は大きな罪であるとされています。

他方、この国では伝統的に、武士による切腹や20世紀の戦争における玉砕攻撃など、自殺を賛美する風潮が存在していました（無論、私はそのような風潮について、まったく支持することができません）。

つまり、このような風潮が数字としての自殺率に影響しているだけで、心の病に対する取り組みのレベルを直接的に測ることなどできない。

そんな見解が成り立つことも、正直認めざるを得ません。

それでも、と私は思います。

次に紹介するような、一見すると自殺などとは関係のない事柄のなかに、この国に深く根づいた心というものへの偏見がある。定量的に示すことこそできないものの、そうした偏見が心の病を抱える人を孤立させ、より重篤な状態へと追いやっている。

やや大げさかもしれませんが、そんなことを感じているのです。

学生スポーツに見られる「神話」

先日、プロも注目する高校野球の投手のことが大きな話題になりました。

高校球児ならば誰もが憧れる甲子園、そこにたどり着くあと一歩の地区予選決勝戦で、その投手はケガの恐れがあるという判断から登板を回避しました。

その背景には、チームを預かる監督の判断があったともいわれています。

多くの抗議が学校に寄せられました。

「彼が投げるのを楽しみにしていたのに！」

「甲子園に出るのは市民の悲願であり、それを無視するとは何事か？」

そんな心ない言葉を、高校野球ファンを自称する人たちが投げかけたわけです。

もちろん私は、報道されている以上の真実を知りません。だからこそ、当事者が熟慮を重ねて出した結論に、否定的なコメントをぶつけることなどできません。

しかし、真相に触れてないという点は、抗議の電話をかけた多くの人にも、おそらくは共通しているはずです。

それなのに、どうしてそのような言葉をぶつけられるのか？

さらに驚いたことに、プロ野球を経験した評論家のなかにも、投げないと決めた投手を弱い存在と決めつけ、あるいは、投げさせないと決めた監督に対しても強い批判を向けた人たちがいました。

ケガは根性で克服できる、そんな論調だったと記憶しています。

専門医の立場からいえば、これはまったくのナンセンスです。

根性があれば痛いながらも投げることはできるかもしれません。しかし、それは絶対に、ケガの克服などではありません。

心が強ければ何とでもなる。諦めるのは心が弱いからだ。

先の評論家の言葉は、そのような偏見の存在を如実に物語っています。

そして、そのような根深い偏見がまさに、心の病に悩む人たちを躊躇させ、自分はただ弱い存在なのではないかと悩ませ、惑わせ、結果的に専門医への受診を遅らせ、ひいては症状を重篤化させる原因になっているのだと考えます。

野球にかぎらず他のスポーツでも、かつては練習中に水を飲むなといわれました。水を飲むのは根性のない人間がすることだ、という偏見によるものでした。

しかし、現在の状況をみるとどうでしょうか？　熱中症で亡くなるリスクに鑑みれば、適切な水分補給はむしろ積極的に推奨されるべきものとなっています。

それでも年に何度かは、残念なニュースに触れることになりますが……。

あるいは、高校野球のケースと似た感情を、正月の箱根駅伝にも抱きます。

この国では、多くの若い有力ランナーが関東の大学へ進学し、箱根駅伝を目指します。そして多くの有力ランナーがケガを抱え、その後大成することなくトラックやロードから去っていきます。

このところ、箱根の有力ランナーだった選手が日本記録を相次いで更新し、あるいは、東京オリンピックにも参加資格を得ました。

しかし、そこに至るまでに、多くの犠牲があったように思います。

ランナー人生において、箱根駅伝こそが最大のイベントである。

そんな誤解（とあえていいます）が、選手たちのなかにあるように思います。ですが、そのことよりもずっと大きな問題は、そんな誤解を生みだしているのが大人たちのほうではないかという点です。

目には見えない同調圧力＝偏見を生み出し、「箱根」という価値観を植え付ける。

そこからはみ出そうとする人間のことを、おそらくは非難の対象として眺める。

まして、ケガをして走れないなんていうのはもってのほか。仲間に対して申し訳ない、自分はここで終わってもいい、この一瞬にすべてをかけて燃え尽きる……。

若き日の純情は、ある意味では美しいものです。

だからこそ、大人が適切にブレーキをかけなければならない。

にもかかわらず、今もこの国にはびこっているのは、それとはまったく逆の状況です。

実に根深い偏見が、若者の心を無意識のうちに蝕んでいる。

毎年のはじめに、私はこうしていつも複雑な気分を抱きます。

社会全体で、仕組みについて議論する

海外はどんな状況なのか？

スポーツに対する私の意見には、多くの反論があることでしょう。

日本は和を大切にする国なのだから、それを重んじてどこが悪いのか？

あるいは、甲子園であれ、箱根駅伝であれ、そこで選手としてのキャリアを終える仲間も当然にいるのだから、そうした人の気持ちも大切ではないのか？

もちろん、すべてごもっともです。

しかし、そこに選択の自由がなければ、それは容易に同調圧力へと変わります。

周囲のことをも考える、それはもちろん大切なことです。ですが、その前提には何より、自分に対するたしかな考えがなければなりません。

色々と考慮した結果、それでも自分の将来の可能性を選択する。

だからこそ、無理に予選で投げないし、箱根でも走ることを断念する。

そのような選択の自由に対する尊重があってはじめて、先に挙げたような反論は、まさに反論として機能できるのではないかと私は考えます。

スポーツの例ばかりで恐縮ですが、米国の野球について少し触れます。

たとえば、かつてのＷＢＣ（野球の世界大会）などに、ＭＬＢ（メジャーリーグベースボール）の有力選手はほとんど誰も出場しませんでした。

ケガのリスクやそれに対する補償が得られないからです。

彼らには、所属するチームとの契約があり、契約にもとづく責任があります。あるいは、家族らに対する生活の責任があります。

どれだけ愛国心があっても、それらの責任は果たさなければならない。

だからこそ、気持ちだけで出場するという判断にはならないわけです。

しかし、日本では、そのような判断を堂々と公表した場合に、金の亡者、日本人の恥、自分さえよければいいのか、そんな批判が寄せられることでしょう。

どれもことごとく、社会に巣食う偏見を表したものばかりです。

そのような言葉をぶつける人たちは、何かあっても選手の将来を絶対に補償しません。

それを偏見でなければ無責任と呼ぶことに、私はあまり抵抗を覚えません。

選手の自由や自律性が尊重される米国の状況について触れます。

日本の助け合い精神に比べて、米国は強い個人主義の国。人と人とが実にドライに、心を通わせることなく接している国。

そんな誤解ないしは偏見をお持ちの方は今でも多いかもしれません。

しかし、実情はまったく異なります。

米国をはじめとするキリスト教の国には、宗教的なバックグラウンドを同じにする仲間への、助け合いの精神がしっかりと根づいています。

教会を中心とするボランティア活動なども、日本とは比較できないほど充実しています。

あるいは、米国には犯罪が多いことも影響しているのでしょうが、心の病に関しては、刑務所が一定の役割を担っています。

日本におけるメンタルクリニックの役割を引き受けているわけです。

詳しくは述べませんが、心の病は時として犯罪への引き金ともなり得ます。

心に悩みを抱えた人たちが罪を犯してしまう、しかし、そのまま社会に復帰させたなら、また同じような犯行に手を染めるかもしれない。

だからこそ、服役期間中に何とか改善を試みる。

そのようにして、診断やカウンセリングがかなり充実したレベルで行われています。

残念ながら日本に、そのような仕組みはありません。

自殺への対策は、歩みは遅いものの、それでも何とか考えられてはきています。しかし、犯罪との関係性や刑務所などとの役割分担については、ほとんど議論されていません。

もちろん、更生プログラムのようなものは存在します。

しかし、少なくとも心の問題に関しては、まったく十分ではありません。

犯罪にかぎらず、今まで見てきたような偏見の存在によって、心の病についてオープンに議論すること自体がタブーのように扱われている。

それはどこまでも、「心の弱い」個人の問題である。

そんなレッテルを貼ることで、議論の必要性を見えなくしているように思います。

だからこそ、オープンな議論が必要だと私は考えています。

心の病とは、社会全体で考えるべき問題

多くの人が参画し、社会全体で、どのような仕組みが必要なのかを考えていく。

そのためにはまず、何が偏見で、何がそうでないのかをしっかりと理解すること。まさに私が本書を執筆しようとした動機とも重なります。

何度も述べてきたように、心の病は「異常」ではありません。

たしかに病気には該当しますが、カゼで体調を崩すことと大差はありません。「あの人は頭がおかしい」とか「危ない人だから近づくな」とか、そんな謂れのない偏見にこれまで何度も接してきました。

他ならぬ患者さん自身が、自らの内なる偏見と格闘し、苦しんでいました。

まずはこのような偏見を、きれいさっぱりなくすところから始めていきたい。

本当にそう思っています。思ったり考えたりするだけでなく、できるところから徐々に、改善に向けた取り組みを行っています。

本書の執筆もその一環であるとお考えください。

これまでお伝えしてきたとおり、心の病とは恐ろしいものではありません。

脳内物質の流れが、ストレスなどの要因によって一時的にスムーズさを欠いてしまった、そのレベルの問題だと考えて差し支えありません。

したがって、医師の適切な診断を受ければ確実に治ります。

昔の映画やドラマにあったような、薬漬けになる心配もありません。

最近の精神科医は、可能なかぎり薬に頼らない解決を目指しています。しかし、症状がいったん落ち着かなければ解決に向かうことができない。

まずはマイナスをゼロにし、そのうえでプラスへと持っていく。

ゼロを目指すプロセスにおいて薬の力を借りている、それが正確なところです。

そのような病ですから、誰もが罹患する可能性があります。

「まさか自分が……」

私の目の前で、実にたくさんの患者さんが同じ言葉を口にしました。

むしろ、そのように感じる人だからこそ、それまで懸命に取り組んできた人だからこそ、心が人よりも疲れてしまうのだと私は伝えます。

今は大丈夫だと思っている人でも、明日はどうなるかわかりません。

あるいは、隣にいる大切な人が、すでにそのような兆候を示しているかもしれません。

心の偏見をなくすことによって、そのような微妙な変化にも気づくことができる。そして早めの対処を行うことができる。

対処とは耐えることでも、大量の酒を浴びることでもありません。

誰かに悩みを聞いてもらったり、マッサージに通ったり、顔の見えない人にオンラインで相談したりするだけでは十分ではありません。

大切なのは、しかるべき資格をもった専門医に相談すること。

それによって、今の自分の状態を正確に診断してもらうこと。

学校や会社、友人、あらゆる場所で相談を受ける人たちが、迷わずメンタルクリニックを案内できる状況が訪れること。

米国では、メンタルクリニックを受診し心のバランスを常にキープする、そのようなスタンスがかえって評価されたりもしています。何もかも米国がよいとはいいません。しかし、見習うべきところは躊躇なく取り入れていく。

そんな議論を社会全体で、行っていきたいと願っています。

医師の監修のもとで、アクセスを増やす

医師が果たすべき役割

多くの方がメンタルクリニックを自然な形で訪れることができる。

そんな社会になることが大切だと書きました。

オンライン診断で解決できるもの、専門医が対面しなければ解決できないもの、両者の適切な住み分けが大切であるという点もすでに述べたとおりです。

もっとも、オンライン診断の場合であっても、医師が適切に監修していることだけは、

絶対に欠かせない要素であると考えています。実務経験のほとんどないカウンセラーが、何となく流れに任せて相談に乗っている。もしもそのようなケースが存在するとすれば、それは由々しき事態だといって差し支えないでしょう。

メンタルクリニックがたしかな受け皿となるためには、あるいは、オンライン診断でも一定の品質を保証できるためには、たしかな専門医の存在が必要不可欠です。

だからこそ、アクセスを増やしたいと主張することが許される。

少なくとも私自身は、そのように考えています。

そうなると医師の果たすべき役割が重要になってきます。医師が何をしてくれるのか、あるいは、どこまでが自分で対応しなければならないことなのか。

すぐれた専門医とはどのような医師のことをいうのか。

相性が大事であることもまたすでに述べたとおりですが、だからといって、求められるレベルというものは間違いなく存在します。

その点について、ここで少しだけお伝えしていきたいと思います。

端的にいえば、患者さん一人ひとりに向き合う医師がすぐれた医師であるといえます。

うつというひとつの言葉にくくられる病であっても、その症状は人それぞれ、原因であるストレスの種類も人それぞれ。

カゼを引きやすい人もいれば、いったんカゼをひくと治りにくい人もいる。

それは心の病に関してもまったく同じです。

そのような個々の違いにしっかりと対応してくれる医師こそが、多くの苦しんでいる心と向き合う資格のある医師なのだと私は確信しています。

再びカゼを引き合いにだすならば、同じカゼでもそれがどのようなカゼなのか。

その人の体質がどのように影響しているのか、どんな薬を出すべきなのか。

それらの点についてもしっかりと説明してくれる内科医がいたとすれば、多くの方々が信頼を寄せることができるのではないでしょうか。

「まあ、ただのカゼですね。薬出しておくので飲んどいてください」

そんな物言いをする医師がいるとは信じていませんが、そんなケースに出合ったならば少なからず不信感を抱くように思います。

特に、心の病に関してこのような対応は厳禁です。

ストレスによる症状を解決すべき存在が、また別の新たなストレスの原因となる。

こんなことが頻繁に起こるとすれば、メンタルクリニックへのアクセスを増やすなど、いつまでたっても実現できません。

心の病の解決にあたっては、その人の成育歴も含め、できるだけ多くの情報を確認する必要があります（もちろん、確認の程度も人によって異なります）。

人それぞれの症状に、しっかりと向き合っていきたいからです。

また、患者さんのがんが発見できなかったケースを先に紹介しましたが、すぐれた医師はしっかり検査を行います。自分の観察眼を信じていないわけではありませんが、人間は往々にして間違いを犯す生き物です。

だからこそ、客観的な裏づけというものが必要なのです。

それを怠る医師のことを、私は決して信用することができません。

常に最悪の事態を想定しながら診察を進めていく。そのようなスタンスもまた、医師に必要な素養であると私は考えています。

こんな場合は気をつけて

できるだけ多くの方に安心して受診してもらうためには、注意事項についても公平に触れておく必要があるものと考えます。

ここで記載することは、決して実例ではありませんが、もしもこんなことがあったら、もってのほかであるということで、ご理解いただけると幸いです。

そのような前提のもとにいうならば、薬を大量に出す医師がいたら、基本的には疑いの目を向けてもよいのではないかと思っています。

先に述べたとおり、私たちはできるだけ薬の力を借りない治療を目指しています。

症状を落ち着ける必要がある時期、マイナスをゼロへともっていくべき時期。

そのような時期において、もちろん薬は大切な味方になります。しかしながら、それがいつまでも続く、一向に減る気配がない、あるいは、最初から何種類もの薬が出される、そんなケースに遭遇した場合には、ぜひともセカンドオピニオンを求めてください。

薬を大量に出したとして、潤うのは薬局であって患者さんではありません。

薬局も私たちの仲間の一人ですが、必要以上に潤うことはアンバランスです。

過度に几帳面な医師は薬をたくさん出す傾向にあります。何かの間違いが起こることを必要以上に恐れているからです。また、いつまでも薬の量が減らないとしたら、そもそも診断が間違っている可能性が考えられます。

診断が適切に行われているかぎり、薬は確実に減っていきます。

それができないということは、できないなりの理由があるということです。

すぐれた医師はみな同じことをいうと思いますが、「できるだけ薬は少なく」と患者さんに伝えるほうが、逆のパターンよりもはるかに安心することができます。

どちらのパターンも一定数あるのですが、「多く出してほしい」といわれると私は躊躇します。

なかには薬への依存症になっていると思しきケースもあり、そのような場合には非常に対応が難しくなってしまいます。

そのような事態を避けるためにも、私はできるだけ薬を少なく抑えています。

ひとつのご参考として、ご理解いただければ幸いです。

心が「カゼをひいた」だけなんです！

いかにしてクリニックに来てもらうか

さて、本書もいよいよラストに差し掛かりました。

心の病に苦しむ方々が、周囲の偏見から解放され、何ら葛藤することなくクリニックのドアを開けることができる社会。

そんな社会の実現に向けて、思うところをお伝えしてきました。

心の病が決して珍しいものではないということ、まして異常などではないということ。

現代社会がもたらすたくさんのストレスのなかで、誰の心も等しく疲れてしまいやすい状況にあるのだと理解すること。

そもそも、心の病と呼ばれるものの正体は何なのか。

あるいは、特徴的な症例に対してどのような対処を行っているのか。

それらについての理解を広めることで、この社会から少しでも偏見をなくしていく。

そうした目的のために、何とかここまで筆を進めてきました。みなさんの理解や認識に多少なりともよい変化が生じたとすれば、これに勝る喜びはありません。

とはいえ、まだまだ道は半ばです。半ばまでも行ってはいないかもしれません。

心に不調のある方に、すすんでメンタルクリニックに来てもらうこと。

本書の目的を別の言葉で表すならば、そのような形になるでしょうか。

今ではもう、隔離病棟で薬漬けになるというような極端なイメージをお持ちの方は少ないと思いますが、それに近い誤解や偏見を今でも少なからず耳にします。

それを解消するために、チーム医療についても紹介してきました。

私のような医師だけではなく、ナースや臨床心理士、カウンセラー、ソーシャルワーカー、さまざまな立場の人間が患者さんの心としっかり向き合う。

だからこそ、みなさんに安心して来ていただくことができます。

心の問題で苦しむ人をさらに苦しめるスタッフなど、私のクリニックには一人もいません。

それぞれが自らに与えられた役割をしっかりと果たし、患者さん一人ひとりの違いを認め、そうした違いを理解したうえで、個別に対応していくこと。

一人ひとりの心と、それぞれに違う心と、しっかり向き合っていくこと。

まさにそのようなスタンスこそが、これからのクリニックには求められているのです。

すでに紹介したように、診断にはガイドラインが存在します。

ガイドラインに沿って診断を行い、そして病名を特定し、薬の処方など具体的な治療を実施していくことになります。

表現が難しいのですが、このガイドラインが医師を苦しめる場合があります。

例えるならば、個々に異なる心の病を、既存のテンプレートに無理に当てはめる。

時としてそのような作業を、私たちは強いられることがあります。少なくとも、そんな気分に苛まれる場合があります。

メンタルクリニックで多くの人を受け入れたい。

しかし、その目的にとって、ガイドラインが柔軟性を欠くように映る場合があります。

無論、医師としてガイドラインを無視した診断など絶対に行ってはいけないのですが、もっと適切な向き合い方があるのではないかと感じることが少なくありません。

このような考え方には、さまざまな反論が寄せられるでしょう。

医師として、ガイドラインに対する懸念など申し立てるべきではありません。

ですが、医療の世界におけるガイドラインとは永遠不変のものではありません。

むしろ研究の進展に伴い、書き換えられていくのが自然であるということができます。

だからこそ、私はあえてこのような問題提起を行っています。

たとえば、すべてを「うつ」と一括りにするのではなく別の呼び方を考える。あるいは、症状に応じて表現にバリエーションを持たせる。

今ここで具体的なアイディアを示すことはできません。

しかし、それもまた社会全体で考えていくに値する問題だと思っています。

かつて「精神分裂病」が「統合失調症」という表現に改められたように、少しでも偏見の色が薄くなることを望みます。

そのために、私自身もひたすらに考え続けていきます。

それでも、「心がカゼひいた」だけなんです！

これまでの記述において、何度もうつを「カゼ」にたとえてきました。

心の病と呼ばれるものが、カゼのような病気と同じレベルで理解される世の中。

そんな世の中の実現のためにあえてそのような表現を用いてきましたし、実際のところ、私はそのとおりだという認識を持っています。

うつなんて、心がカゼをひいただけ。

だからこそ、何の葛藤もなくクリニックへ来てほしい。

メンタルクリニックという存在への抵抗感をなくすこと。

繰り返しになりますが、すべてはそうした目的のためです。

しかし、こうした考え方には一定の反論が寄せられます。

「カゼのようなもの」という誤解を与えることによって、病の持つ深刻さが薄れてしまう。実際のうつはカゼとは比べ物にならないくらい辛い病気であり、それをカゼにたとえるのは明らかに適切ではない。

主だった反論はそのような趣旨にまとめられると思います。

そして私は、実は双方の主張は反対のことをいっているのではないと感じます。

「カゼは万病のもと」という言葉があるように、カゼを放っておくと重大な病気へと至り、最悪の場合には亡くなってしまうこともあります。

しかし、それはうつにしても同じことです。

何度かお伝えしたとおり、希死念慮というリスクがうつには存在するからです。

私が「心がカゼをひいた」という表現を用いるとき、うつもカゼも軽い病でしかないとの認識はまったく持っていません。

先の反論の趣旨と同じく、症状の重みやリスクは十分に承知しています。

問題は、カゼで病院に行くような気持ちでクリニックに行ってほしいということ。

「カゼだったら病院になんか行かなくていい」、そう考える人もいるかもしれませんが、少なくとも偏見に満ちた現状においては、まずは扉を開ける勇気を優先したい。

私はそのように考えています。

先ほど、うつという呼び名を変える可能性について提案しました。

もっと極論をいえば、受診しやすくするという目的のためには、メンタルクリニックという名称さえ変えたって構わない。そんなことさえ考えています。

心の病に苦しむ人が、この社会から一人でも少なくなること。

すべてはそのために考えていることです。だからこそ、批判を承知であえて繰り返します。「心がカゼをひいた」だけなんです！

悩んでいるみなさんは、どうかあと少しの勇気を持ってください。

周囲で支えるみなさんは、どうか心に巣食う偏見から少しでも自由になってください。

そんな一人ひとりの意識変革が、積み重なって大きな力となり、いつかこの社会を確実に変えていくはずです。

そのことを願い、そして信じつつ、これからも一人ひとりの心と向き合います。
最後まで本書をお読みいただき本当にありがとうございました。
感謝とお願いの気持ちを込めて、本書を結びとさせていただきます。

著者プロフィール

竹内 今日生（たけうち ひびき）

1974年3月22日生まれ。

東京都出身。

帝京大学医学部卒業。

全国的に臨床を重視した精神科として有名な福岡大学病院にて、思春期から老年期までの神経症性障害、ストレス関連疾患の臨床、研究、教育を行う。

福岡大学医学部精神科助教、同大学副病棟医長、他の精神科病院病棟長、精神科クリニック院長を経て、現在は臨床心理士が10名在籍する医療法人社団ひびきメンタルクリニック理事長。

生物ー心理ー社会モデルに基づき、薬物療法のみでない患者さん中心の精神医学を実践。

資格
精神保健指定医
日本精神神経学会専門医
日本医師会認定産業医
著書、共著『解離性障害』（新興医学出版）、『米国精神医学会治療ガイドライン コンペンディアム』（医学書院）他、学会発表等多数。

みんなのメンタルクリニック入門

2020年4月15日　初版第1刷発行

著　者　竹内 今日生
発行者　瓜谷 綱延
発行所　株式会社文芸社
〒160-0022 東京都新宿区新宿1－10－1
電話 03-5369-3060（代表）
03-5369-2299（販売）

印刷所　株式会社フクイン

ISBN978-4-286-21245-6